GÜTERSLOHER
VERLAGSHAUS

Für Michael Gebendorfer

Regula Stämpfli

DIE VERMESSUNG DER FRAU

Von Botox, Hormonen und anderem Irrsinn

Gütersloher Verlagshaus

Bibliografische Information der Deutschen Nationalbibliothek

Die Deutsche Nationalbibliothek verzeichnet diese Publikation in der Deutschen Nationalbibliografie; detaillierte bibliografische Daten sind im Internet über https://portal.dnb.de abrufbar.

FSC
www.fsc.org
MIX
Papier aus verantwortungsvollen Quellen
FSC® C006701

Verlagsgruppe Random House FSC® N001967
Das für dieses Buch verwendete FSC®-zertifizierte Papier *Munken Premium Cream* liefert Arctic Paper Munkedals AB, Schweden.

2. Auflage, 2013

Coverfoto: © beaubelle – Fotolia.com
Druck und Einband: CPI – Ebner & Spiegel, Ulm
Printed in Germany
ISBN 978-3-579-06639-4

www.gtvh.de

INHALT

VORWORT

Was machen Sie eigentlich mit einem Joghurt in Ihrem Kühlschrank, wenn dessen Verfallsdatum überschritten ist?
Richtig.
Sie werfen ihn in den Müll.

Ginge es nach den Vorstellungen von Evolutionsbiologen wie Karl Grammer oder Richard Dawkins, und Sie sind über 25 Jahre alt, dann gehörten auch Sie in den Müll. Sie haben Ihr Verfallsdatum erreicht.
Sie haben Ihren körperlichen Zenit überschritten.
Also bitte: Entsorgen Sie sich selbst!
Sie finden das kalt, zynisch und abgeschmackt? Gar unmenschlich? Dann ist vielleicht noch nicht alle Hoffnung verloren, dass Sie ein Menschenleben in Würde und Selbstbestimmung führen können.
Spüren Sie allerdings großes Verständnis für die Theorien von Grammer, Dawkins und Co. – das sind die, welche vom Menschenaffen vor allem den Affen vermessen –, dann legen Sie dieses Buch am besten sofort wieder weg. Schließlich wollen Sie Ihr Weltbild, von Figuren wie Dieter Bohlen, Heidi Klum oder Stefan Raab geprägt, nicht unbedingt durch neue Fakten gefährden!
Wenn Sie aber schon seit einiger Zeit Zweifel hegen an dem alltäglichen Medienwahnsinn, der uns als sogenannte »Wissenschaft« aus allen Blättern, Magazinen und vom Bildschirm entgegenschreit, dann lesen Sie unbesorgt weiter. Denn Sie haben erkannt, dass vieles in punkto Frauen wie Alter, Gewicht, Körper, Kinder, Gesundheit, Alltag und Lebensweisheit so ziemlich schiefläuft.

Wir leben heutzutage in einer Welt, in der alles vermessen wird.
In einer Welt, die aus Ranglisten, Hits und »Best of« besteht.
In einer Welt, die auch die allermenschlichsten Belange in Zahlen und Verhältnisse presst.
In einer Welt, die selbst die Liebe mit den Mitteln der Mathematik erklären möchte.
In einer Welt, in der die Gene und Hormone lauter zu uns reden als unsere Mitmenschen.
In einer Welt, in der die Priester des neuen Zahlengottes Laborkittel tragen.

Diese Welt ist nicht meine Welt! Ihre hoffentlich auch nicht!

So lade ich Sie hiermit ein, sich mit mir auf eine Reise zu begeben. Eine Reise, die zunächst kritisch auf die Welt schaut, um dann den Blick für eine wunderbare, vielfältige und unvermessene Welt zu öffnen!

Dr. Regula Stämpfli
München, im Frühjahr 2013

KÜSSEN MÄNNER ANDERS?

Von Menschen mit Verfallsdatum und einer Religion der Zahlen

Ob es sich um das Paarungsverhalten der Galapagos-Finken, die Kussfrequenz schwuler Männer, die durchschnittliche Größe eines Hagelkornes, den Slipeinlagentausch deutscher Frauen, die Wärmeabstrahlung einer Nacktmulle oder um die Mathematik der Liebe zwischen Menschen handelt, der Vermessungswahn nimmt immer absurdere Formen an.

»Bei IQ 116 hört die Liebe auf« titelte eine große Schweizer Zeitung schon im Juli 2005: »Kluge Frauen haben's schwer. Männer heiraten auch heute lieber die Sekretärin als die Chefin.« Abgesehen davon, dass Sekretärinnen ja durchaus kluge Frauen sein können, wurde aus dem Artikel selbstredend nicht klar, wen denn eigentlich die klugen Frauen heiraten möchten. Vermutlich die dummen Männer – faute de mieux. Dass der ganze Artikel Schrott war, ist das eine. Dass die dem Artikel zugrunde liegenden Studien auch Schrott sind, das andere. Denn solch wissenschaftliches Konstruieren einer Liebe in Zeiten der Grausamkeit ist tatsächlich ernst gemeint. Spiegel Online meint: »Eine Krankheit namens Mann« – jöh, das schwache Geschlecht braucht ein Schmerzmittel! Vielleicht reicht auch ein Spritzer Oxytocin. Das ist der Liebeswundersaft der Gegenwart – ein Hormon! An Präriewühlmäusen entwickelt, stimmt bei diesen monogamen Säugetieren die Chemie. Und was Mäuschen lernt, kann Franz wohl auch. Verschreiben wir doch bindungs- und liebesgestörten Menschen am liebsten eine Nase voll Oxytocin.
Die Nase als Liebes- und Treuenirvana!
Statt zur Flasche also lieber sofort zum Spray greifen, falls die Ehefrau kuscheln will. Und Steinbecks »Von Mäusen und Menschen« ist dank Präriewühlmäusen ein Liebesroman. Dafür

wird »Die unerträgliche Leichtigkeit des Seins« von Milan Kundera in der Abteilung »Gesundheit und Diät« entsorgt.
Wen kluge Frauen nun heiraten sollen, ist damit aber immer noch nicht klar. Meinen Liebsten geb ich sicher nicht mehr her. Was will ich damit sagen? Seit einigen Jahren schon versuchen uns Populärwissenschaftler eine Welt zu verkaufen, in der wir uns oft nicht mehr wirklich zurechtfinden, geschweige denn wiederfinden. Die Werte, an denen wir uns bis vor kurzem orientierten, scheinen sich in Windeseile zu verflüchtigen.

So verkündet Bestsellerautorin Nancy Etcoff frohgemut, dass es ganz normal sei, wenn jüdische Menschen ihre Nase operieren wollen und sie dies eigentlich auch tun sollten. Mit »Nur die Schönsten überleben« rechtfertigt die Harvard-Psychologin ihre populäre Schönheitsreligion. Ihr Ex-Mann Steven Pinker haut in dieselbe Kerbe, nur geht es bei ihm nicht um Schönheit, sondern um Kriege. In seinem Bestseller rechnet der in den deutschen Medien hochangesehene Psychologe aus, dass die Welt und die Menschen in den letzten Jahrzehnten immer friedlicher geworden seien. Der Hirnforscher Gerhard Roth kümmert sich weder um Schönheit noch um Kriege, benutzt aber dieselben Methoden wie Etcoff und Pinker, um zum absurden Schluss zu gelangen, dass Verbrecher nie ihre eigenen Taten verantworten sollten. Denn aufgrund seiner Berechnungen gibt es so etwas wie den freien Willen des Menschen nicht. Deshalb plädiert Roth für die Abschaffung des Strafrechts und die Einweisung von Gesetzesübertretern in Umerziehungsanstalten.

Wie begründen Etcoff, Pinker und Roth ihre Theorien? Richtig! Mit Statistiken, mit mathematischen Modellen, mit Durchschnitten und Korrelationen. Sie vermessen die Wirklichkeit anhand ihrer Theorien! Sie tun das übrigens so geschickt, dass sich die Wirklichkeit mit der Zeit dann auch ihren Theorien anpasst, statt umgekehrt. Sie sollten sich das so vorstellen: Ein Mann wedelt alle drei Minuten mit seinen Armen. Auf die

Frage, weshalb er dies tut, kommt: »Ich verscheuche die Elefanten«. Auf die Entgegnung: »Da sind doch keine Elefanten!« meint der Mann: «Eben. Das Wedeln hilft.«

Je absurder sich Hirnforscher, Evolutionsbiologen, Attraktivitätsforscher, Gesundheitsmanager und vor allem auch Finanzanalysten gebärden, umso weniger wagt es irgendjemand, ihnen zu widersprechen. Denn sie tun alle so, als hätten sie die Wahrheit nicht nur mit Löffeln gefressen, sondern sie tatsächlich und objektiv auch vermessen.
Und wir gläubige Konsumentinnen der neuen Vermessungsreligion hängen an ihren Lippen wie einst die langhaarigen Hippies an denen ihrer Gurus in Goa.

Die Süddeutsche Zeitung berichtete über »Die Wissenschaft vom Küssen« und stellte fest: Männer tun es anders als Frauen und meistens nur, weil dahinter eine klare Absicht steckt, nämlich: Sex. Bisher meinte ich immer, jeder Kuss schmeckt anders – dies auch ohne Absicht.

In der US-Studie wird Küssen aber nicht als intimer Austausch zweier sich liebender Menschen erfasst, sondern nur noch in Relation eines möglichen Geschlechtsverkehrs interpretiert. Das wäre ja alles nicht so schlimm, nur: Weshalb belästigt uns mit solchem Pseudointellektuellenmüll auch die Süddeutsche? Dass Amerikaner prüde sind, aber gerne den gröbsten Porno produzieren und konsumieren, ist hinlänglich bekannt. Dass sie keine »bisous« wie die Franzosen geben, auch. Alles Gründe genug, US-amerikanischen Gesellschaftsstudien von Evolutionsbiologen nicht zu trauen und trotzdem tun wir genau das, mehr noch, wir finanzieren mit unseren Steuergeldern solchen Ballast noch zusätzlich!

Die Wortwahl in der Studienfragestellung sagte schon alles über das Resultat der Studie aus: »Wie lässt sich aus dem Küssen erotisch motivierte Lust ableiten?« Manchmal küssen

Menschen auch, weil sie nicht einfach geradewegs Sex wollen, sondern Lust zum Küssen haben.

Küssen ist Ausdruck menschlicher Kommunikation – in all ihren Formen. Doch in der Wissenschaftssprache erscheint Küssen ohne Sex als ziemlich abstruse Verhaltensweise. Fast ist es so, als wollten die Naturwissenschaften uns das Küssen abgewöhnen.

Weshalb können viele Populärwissenschaftler nicht mit einem Menschenbild leben, das sich nicht auszählen, messen und kategorisieren lässt? Welche Motivation steckt dahinter? Könnte es sein, dass das Küssen (und damit menschliche Kommunikation) statistisch erfasst und auf reine Fortpflanzung reduziert werden soll? Cui bono? Ah, vielleicht weil Küssen von der Arbeit ablenkt. Oder beim Pornogucken, wer weiß. Küssen ersetzt auch jene Medikamente, die Endorphine stimulieren – also schlecht fürs Pharmageschäft.

So oder so: Solche Studien sind reine Ideologie. Sie sind Teil eines neuen Katechismus, der alle Menschen in ihrer »Ich-AG« in ein Gefängnis von Glücksuche, Konsum und Vollrausch einsperren soll. Studien, die im Körper jeden Lebenssinn verorten, haben die Wirkung, menschliche Regungen wie Mitgefühl, Humor, Leidenschaft und Leidensfähigkeit wegzurationalisieren.

Das Erstaunliche daran ist, dass selbst Qualitätsblätter jeden biologistischen Verortungszwang kritiklos abdrucken. Wertvolle Zeilen werden für eine neue Scheinreligion »Erkenne Deinen Körper« ausgegeben. Ich empfinde das als ungehörig. Es geht nicht an, dass diese reine Ideologie des Körpers, der Menschlichkeit, uns richtiggehend kannibalisieren soll und auch von klugen Leuten völlig unkritisch weiterverbreitet wird. Schließlich druckt die SZ ja auch keine Rede des nordkoreanischen Führers ab! Wer beispielsweise küsst, weil er sich davon Sex verspricht, wird erotische Erfüllung kaum erleben. Wer Sex ohne Küssen treibt, übrigens auch nicht.

Glücklicherweise sind seit der Finanzkrise diese Studien nicht mehr so flächendeckend akzeptiert wie in den zehn Jahren zuvor – mit Ausnahme der meisten Universitäten. Denn normale, lebendige Menschen stören sich immer mehr am starren, messbaren Menschenbild, das vor allem durch Chemie, griffige Coachingstrategien und die Verfeinerung des Ichs regelrecht konstruiert werden soll. Wir brauchen keine menschlichen Bilanzen! Weshalb Zahlen suchen, wo sie nicht vorhanden sein sollen? Liebe, Gefühle, Träume lassen sich nicht berechnen.

Menschliches Verhalten in Häufigkeiten zu fassen, bedeutet im Kern, den Menschen aus der Kategorie Mensch heraus zu definieren. Denn was ist der Mensch? Unter vielen anderen Eigenschaften sind dabei Sprache und die damit verbundene Fähigkeit zur Imagination entscheidend. Menschen können immer mehr als die Summe ihrer Körperteile. Nun, die meisten jedenfalls. Doch derartige Studien wollen das Gegenteil beweisen. Sie stellen die Singularität der Menschen in Abrede. Wer Menschen statistisch vermisst, schafft sie im Endeffekt ab. Berechenbar sind nur Uniformen. Dass deshalb Küssen irritiert, ist nicht erstaunlich. Denn es gibt so viele Kussformen wie Menschen. Wenn immer mehr die Hormone, Gene, das Blut als »besonderer Saft« zu sprechen beginnen, verstummen die Menschen. Mögliche Gegenstrategien? Weiterküssen, sinnlich, voller Lebenslust, viel und vor allem: ohne nachzudenken, warum und wohin.

Apropos Küssen: Kürzlich sah ich in Karlsruhe ein schönes Paar Anfang 40. Sie verabschiedeten sich hingebungsvoll. Sie hörten nicht auf, sich zu küssen, sich zu umarmen und sich anzulächeln. Sie verzauberten mit ihrer Sinnlichkeit den ganzen Bahnsteig.

Dann traf es mich wie ein Blitz. Wie lange ist es her, dass Sie Menschen gesehen haben, die sich in aller Öffentlichkeit küssten, sich zart über die Gesichter strichen, sich umarmten?

Wann haben Sie sich zuletzt von Ihrem Liebsten ausgiebig verabschiedet? Die Bahnhöfe meiner Kindheit waren voll von küssenden, streitenden, lachenden Menschen. Italienische Großfamilien tummelten sich in gefühlvoller Dramatik. Babys wurden herumgereicht und geknuddelt. Da roch es auf den Bahnhöfen nach Leben, Liebe, Freude oder Trauer. Heute riechen unsere Bahnhöfe nach Putzmittel und sind – zumindest in Zürich – oft mit menschenfeindlichen Anti-Ausländer-Plakaten gepflastert.

Die Menschen küssen sich nicht mehr sehr häufig. Wer lächelt, wird wie eine Außerirdische angestarrt. Kinder sind in Luxuskarossen verpackt; zwar noch sicht-, aber sicher nicht mehr berührbar. Gelebt, umarmt, laut gelacht, getanzt wird mehr und mehr privat, wenn überhaupt. Auf öffentlichen Plätzen gibt es kaum mehr Bänke zum Schmusen, zum Verweilen, zum Rumstaunen. Ziemlich grau ist unsere öffentliche Welt geworden. Das zärtliche Paar in Karlsruhe machte mir klar: Echte Küsse kann man nicht kaufen oder verkaufen. Deshalb gibt es sie immer weniger. Denn Geld regiert mittlerweile alles. Und ja, klar: Geld stinkt nicht nur nicht. Geld küsst eben auch nicht. Geld ist nicht sinnlich, und hier liegt der springende Punkt. Die Ent-Sinnlichung der Welt fällt mit der Hochstilisierung des Körpers zusammen und führt dazu, dass wir als Menschen ziemlich schnell unsere Urteilskraft und unseren Realitätssinn verlieren.

Erkennen Sie, wie Zahlen Sexismen, Lustfeindlichkeit und Menschenbilder regelrecht konstruieren? Und zwar so eindrücklich, dass auch ich mich einigen Theorien nicht entziehen kann?

Die alltägliche Überdosis einer Weltsicht, die die Menschen nach Männlein und Weiblein, nach Jung und Alt, nach erwerbs- und nicht erwerbsfähig, nach schön und nicht schön etc. unterteilt, hinterlässt überall ihre Spuren, vor allem in uns selbst. Ein Beispiel: Bis 2007 besaß ich nicht ein einziges Paar High Heels. Da ich eh schon 1,80 m messe, fiel dies auch niemandem besonders auf. Doch selbst das kritische Lesen von Studien über

Schönheit, Körper und Gesundheit hinterließ bei mir Bilder, und Sie werden es nicht glauben: Mittlerweile ist auch mein Schrank voller hochhackiger Schuhe, die ich vor zehn Jahren höchstens an Models in einer Helmut Newton-Ausstellung vermutet hätte!

Die großen Mächte, die die Frauen vermessen, sitzen nicht einfach in den Chefetagen der einflussreichen Medienhäuser, in den Bildungsinstitutionen, in der Politik, in den DAX-Vorständen, in den Kulturbetrieben, sondern sie sitzen leider schon längst im eigenen Kopf. Dies ist das Rezept, nach welchem der Wahnsinn, den Menschen zu vermessen, perfekt funktioniert. Man nehme die mächtigsten Akteure einer Gesellschaft und kombiniere ihren ganz eigennützigen Machtanspruch mit einer einigermaßen schlüssigen Ideologie. Alles, was darüber hinaus dann noch gebraucht wird, sind die willigen Vollstrecker – die in den Köpfen der Individuen perfekt und unwidersprochen agieren. Wir leben in einer Welt, die alle menschlichen Belange in Zahlen und in Verhältnissen ausdrückt, die aber, wenn es der Sicherung der Macht nicht mehr dient, sich einer ganz speziellen Arithmetik bedient.

DIE EVOLOTIONSBIOLOGEN VERSACHLICHEN DEN MENSCHEN.

Warum stellt die Blondine ihren Computer auf den Boden? Damit der Computer nicht abstürzt. Ungefähr so lesen sich die diversen Schönheitsbücher, die ich zur Vorbereitung dieses Buches gelesen habe und die nun allesamt in meinem Büchergestell vergammeln.

Kennen Sie die acht Gesetze des Evolutionsbiologen Karl Grammer? Er ist führend darin, Zugehörigkeit zwischen den Menschen, eine erfüllende Tätigkeit sowie sinnliches Erleben, das über die materiellen Genüsse hinausgeht, aus der Welt definieren zu wollen. Sein Jugendkult, besonders im Hinblick auf die jungen Frauen, spricht Bände über Grammer und über dessen Vorlieben. Urteilen Sie selbst:

Erstens: Jugend! Jugend! Jugend! Grammer dazu: »Je jünger eine Frau ist, desto höher ist ihr reproduktives Potenzial.« Die über 60-jährigen Iris Berben und Susan Sarandon mit ihren deutlich jüngeren Partnern würden dem alten Grantler Grammer wohl nur spitzbübisch ins Gesicht lachen.
Zweitens: Hormone. »Schön sind nur Menschen, die Fruchtbarkeit ausstrahlen, vor allem aber die Frauen.« Hallo? Wie steht es mit Männern, deren Testosterongehalt klein, deren Brieftasche dafür umso dicker ist?
Drittens: »Mathematischer Durchschnitt und klassische Proportionen sind entscheidend!« Guckguck! Picassos Bilder dürfen wir also nie mehr als »schön« werten.
Viertens: »Symmetrie macht glücklich.« Karl Grammer wiederholt hier seinen dritten Punkt, wohl, weil ihm nichts mehr Gescheiteres einfällt und er wohl keine Menschen kennt, die immer wieder auf den gleichen asymetrischen Typen reinfallen.
Fünftens: »Rosige Wangen und glänzende Locken, da diese zeigen »wie gut das Immunsystem funktioniert«. Das spräche nun wieder für Frauen in der Menopause, denn vor lauter Schwitzen sind die Wangen immer rosig und die Locken glänzend ...
Sechstens: »Bewegung.« Nun ja, hier lassen wir Grammer gelten, denn Menschen bewegen sich selbst in einem Rollstuhl in einer Vielfalt, die wunderbar anzuschauen ist.
Siebtens: Körpergeruch. »Attraktive Frauen riechen besser«. Aha. Sehr interessant. Auch dazu hätten wir nicht wirklich einen Attraktivitätsforscher gebraucht. Denn eine Frau, die sich pflegt, riecht auch gut.
Achtens: »Stimme. Angenehme Stimmen können nur schöne Menschen produzieren«, Auch da ist festzustellen: Grammer war noch nie in einem Radiostudio, welches meist gefüllt ist mit Menschen, die das perfekte Radiogesicht haben, wenn Sie wissen, was ich meine ...

In einem Weltwoche-Interview (41/2006) definierte Karl Grammer das »perfekte Wesen«: »Es (sic! Anm. R.S.) verfügt über eine angenehme Stimme. Es hat außerdem eine reine Haut, glänzende Haare, duftet wunderbar und wippt mit den Hüften. Es ist natürlich weiblich, und es ist jung, was mit dem Reproduktionsstatus zu tun hat.« Zudem, so Grammer weiter, wollen Männer »von Natur aus« beeindrucken und Frauen »von Natur aus« gefallen. Grammer ist ein klassischer Vertreter der Biologisten im gegenwärtigen Jäger- und Sammlerzeitalter, die behaupten, Frauen hätten schon damals nichts anderes gemacht, als Mammuteintopf zu kochen.

Stellen Sie sich, falls Sie Gelegenheit dazu haben, einmal an irgendeinen Touristenstrand. Stellen Sie sich so hin, dass sie die Menschen nur sehen, aber nicht wirklich hören können. Nun werden Sie feststellen, dass Sie innerhalb weniger Minuten die Menschen nach ihrer Nationalität ziemlich gut einordnen können. Selbst wenn alle Badehose, Badeanzug oder Bikini tragen, verraten die Körperformen, die Gestik sowie die Haltung der Leute deren nationale Herkunft. Menschen aus unterschiedlichen Kulturen haben biologisch zwar dieselbe körperliche Zusammensetzung, bewegen sich jedoch unterschiedlich, gestikulieren anders und drücken sich verschieden aus. Menschen sind nicht nur Körper, sondern eben auch Kommunikation. Allein diese Beobachtung sollte eigentlich genügen, um Forscher, die uns Menschen via Naturgesetze biologisch homogenisieren und gleichmachen wollen, höflich auf die Relativität ihrer Aussagen hinzuweisen. Doch die Kraft zur Unterscheidung ist schrecklich unmodern geworden.

Karl Grammer ist im deutschsprachigen Raum der Star unter den Evolutionsbiologen, multimedial gefeiert. Er ist zudem völlig in Mode. In Princeton, Harvard und Yale werden laufend Studien produziert, die sich vor allem dem animalischen Teil aller menschlichen Beziehungen widmen. Interessanterweise belegen die Studien mehrheitlich sämtliche Vorurteile, die einem durchwegs negativen Menschenbild entsprechen. Statt Sprache, Verhandeln und Kommunikation erfüllen die Menschen in einem solchen Weltbild nur diverse seit Jahrhunderten angelegte biologische Programme.

Die Menschenwelt teilt sich in dieser Logik besonders gerne in eine »Männchen«- und eine »Weibchenwelt«. Diese Männchen- und Weibchenwelt ist durchweg auf Selbsterhaltung und Fortpflanzung ausgerichtet. So schauen Männer laut Evolutionsbiologen bei ihrer Partnerinnenwahl stets ausschließlich auf deren Fertilität (naturwissenschaftlich dann als die Schönheitsnorm übersetzt, die zufällig dem Schönheitsideal der forschenden Männer entspricht), während sich Frauen an Männer halten, die höheren Status und ökonomische Sicherheit versprechen.

Diese Aussagen belegen die Forscher gerne mit Studien aus dem weitgehend imaginären Jäger- und Sammlerzeitalter. Völlig ausgeklammert bleibt der historische, politische, ökonomische, sprachliche und gesellschaftliche Kontext. Nicht bedacht wird, dass in Ländern, in denen Frauen über wenig ökonomische und politische Macht verfügen, diese verständlicherweise bei der Wahl ihres Partners auf männlichen Status setzen. Deshalb investieren – auch wenn das sehr pauschal klingt – Russinnen lieber in ihre Oberweite als in ein Universitätsdiplom – ersteres ist eine Lebensversicherung, während das zweite weniger wert ist als Toilettenpapier. Ebenso logisch ist, dass heutige Mädchen zwischen 12 und 20 Jahren »Model« als ihren Lieblingsberuf angeben. Das wohl nicht in erster Linie, weil sich Mädchen »von Natur aus« ausschließlich als Körper zeigen, um ihrer »natürlichen« Exhibitionslust nachkommen, sondern weil »Model« einer der wenigen Frauen-«berufe« ist, in dem Frauen mit viel Glück Kohle machen. Zudem ist »Model« in einer dominanten Look-at-me-Kultur eine der wenigen Möglichkeiten für Frauen, überhaupt einmal wahrgenommen zu werden.

Setzen sich diese Forschungen auch in den nächsten Jahren so erfolgreich wie in den letzten fünf Jahren fort, dann werden wir in zehn, 20 Jahren diese Ideologie der Geschlechterdichotomie, die Frauen und Männer nicht als Menschen, sondern ausschließlich als Geschlechtswesen definiert, nicht nur glauben, sondern sie so weit verinnerlicht haben, dass wir sie dann als »natürliches« Bild lieben, essen, leben und zeigen. Das Sprechen und Denken jenseits der Geschlechter- und Menschenfixation werden wir dann mit Bestimmtheit verlernt haben.

Mehr und mehr wird jede menschliche Qualität, die jenseits der Geschlechterdichotomie liegt, verneint. Das Geschlecht begleitet schon vor der Geburt jeden neuen Menschen. Die Geschlechterbeziehungen verkommen von archetypisch menschlichen Beziehungen, die während Jahrhunderten mit Kommunikation und mit Status zusammenhingen, zu unabänderlichen Naturgesetzen. So bestätigen sich Ideologie, frauenfeindliche Vorannahmen sowie sexistische Herrschaft unter dem Deckmantel »Wissenschaft« wie von selbst. Darin ähneln die Naturwissenschaften einmal mehr den fundamentalistischen Religionen, die weibliche Menschen von Geburt an auf eine Sonderrolle fixieren. Wenn Attraktivitätsstudien über irgendetwas Auskunft geben, dann sicher wenig über die menschliche Natur, dafür viel über die herrschende Machtverteilung.
Die Evolutionsbiologen sind so willige Vollstrecker des Prozesses, alle menschlichen Zusammenhänge auf materielle Kombinationen so geschickt zu reduzieren, dass sie früher oder später auch verkauft werden können.

»Der Mensch ist frei geboren, und überall liegt er in Ketten« meinte Jean-Jacques Rousseau – viele Frauen fühlen sich erst mit Ketten von Tiffany wirklich frei.

Der Befund ist einfach: Wir leben heutzutage in einer wahnsinnigen, die Philosophen würden sagen, entfremdeten Welt. Zählen statt Denken ist in, besonders in der Gesundheits- und Finanzindustrie. Zählen statt Denken formt nun auch unsere

Körper – oder Experimente, die das menschliche Wesen erfassen wollen.

Der Neuropsychologe Craig Bennett von der University of California hat kürzlich eine Studie ganz nach meinem Geschmack publiziert. Er legte in einem hochwissenschaftlichen Experiment einen Probanden in den Kernspin-Tomographen, ließ ihn kognitive Aufgaben lösen und durchleuchtete währenddessen das Gehirn. Ein ganz normaler Vorgang also und ein üblicher naturwissenschaftlicher Ansatz. Das Experiment dauerte fünf Minuten, ergab wunderbare Bilder – offensichtlich hatte der Proband seine Aufgabe verstanden. Der Neuropsychologe Bennett zeigte die Bilder, und alle waren von den Erkenntnissen des Probanden tief beeindruckt.

Einziges Problem der Geschichte: Der Proband war ein toter Fisch.

Nun ja. Wenn in der »Biss«-Trilogie von Stephenie Meyer mittlerweile auch Vampire wie unsere besten Freunde die Nachbarschaft bevölkern, darf wohl auch ein toter Fisch Geistesblitze haben! Schließlich reden die Tierschützer schon lange davon, dass Fische fühlen können. Sie meinen aber nur die lebendigen. Denn der wirkliche Befund dieses großartigen Experimentes könnte ja sein, dass man es bei gleichem Resultat mit vielen Leuten wiederholen könnte. Sicher jedoch mit vielen Evolutionsbiologen.

Was beim toten Fisch zum Lachen ist, bei Attraktivitätsforschern noch ziemlich unschuldig dahertrippelt, wird im Zusammenhang mit der Finanzwirtschaft sehr ernst. Denn die Populärwissenschaftler korrespondieren in ihrem Wahnsinn eins zu eins mit der globalen Finanzindustrie. Spätestens da bleibt einem das Lachen im Hals stecken. Es wird dann wirklich eiskalt. Christina von Braun nennt dann die Umwertung aller Werte – das was ich die Verschiebung des Menschen zum Körper, zur Materie nenne, »die lebende Münze«, womit die Professorin für Kulturgeschichte vor allem auch die Frauen meint, die gegen Geld ihre Körper im bestflorierenden Markt, dem der Prostitution, feilhalten müssen. Sie werden in einem späteren Kapitel dazu mehr erfahren.

Diese kritischen Töne fehlen bei Attraktivitätsstudien und wissenschaftlicher Populärliteratur meistens. Ausgeblendet wird jeder politische Kontext. Niemand fragt: Wer bezahlt eigentlich diesen Schrott? Seit der Einführung von Bologna 1999 an unseren Universitäten und Fachhochschulen, eine der größten Bildungsreformen, die Europa seit der Aufklärung gesehen hat (und über welche weder abgestimmt wurde noch, dass dazu Wahlen stattfanden ...), haben die entpolitisierten Studien à l'americaine zugenommen. Das ist kein Zufall, sondern dahinter steckt die klare Erkenntnis, dass man ungebildeten Konsumenten weit mehr verkaufen kann als informierten.
Hier ist die Kritik an den Populärstudien auch anzusetzen, doch weit gefehlt: Die Leitmedien, TV-Stationen, Talkshows, Biologielehrer, Ratgeberliteratur machen weiter wie bisher, nach dem Motto: Je häufiger wiederholt, desto wahrer. Deshalb kommen all die differenzierten Studien, die zeigen, dass nicht die Biologie, sondern beispielsweise der ökonomische Status darüber entscheidet, wie attraktiv Menschen eingeschätzt werden, nicht zum Zug. Ebenso fehlen alle Hinweise auf die großen wissenschaftlichen Fehler in allen Bestsellern, die nach dem Motto: »Männer vom Mars, Frauen von der Venus« gestrickt sind.

Diese simplen Menschenbilder werden nun mit großer Wucht auch meinen Kindern in der Schule eingetrichtert. Fast scheint es, als ob Biologie mittlerweile auch die sprach- und geisteswissenschaftlichen Fächer ziemlich totalitär erobert hat. Die katholische Kirche hat den Katechismus, der Islam den Koran, die Juden haben die Thora, die Neo-Materialisten und Evolutionsanthropologen die Schulbücher. Und wir Frauen jeden Alters dienen den neuen Herren mit inniger, schon fast religiöser Kosmetikhingabe!

Die Vermesser-Wissenschaften sind in den letzten Jahren zu eigentlichen Religionen herangewachsen. Das haben auch die traditionellen Kirchen erkannt und reagieren in den USA mit esoterisch-unwirklichen Entwürfen des »Intelligent Design«. Dies macht es uns urteilskräftigen Menschen im Gegenzug wieder unheimlich schwer, gegen doofe Studien anzutreten, weil wir damit in Gefahr geraten, mit den religiösen Irren in einen Topf geworfen zu werden.

Dass alle traditionellen Religionen durch die Vernunft in ihre Schranken gewiesen werden, ist wirklich großartig. Dieser Prozess ist die Grundlage für Freiheit. Wenn indessen nicht nur die Religionen versachlicht werden, sondern die Menschen, beginnt es, ungemütlich zu werden. Trotzdem reden, handeln und forschen alle so, um den Menschen möglichst rasch zur austauschbaren Ware zu verklären. Es gibt eine weitere Kritik an den überbordenden Rationalisten. Sie haben in all ihren Betrachtungen nie Sie oder mich gefragt, was wir von einem Menschenbild halten sollen, das nur noch kategorisiert wahrgenommen wird. »Was kosten unsere Alten?« ist eines der vielen schrecklichen Beispiele.

»INTELLIGENT DESIGN« MACHT MENSCHEN NICHT KLÜGER.

Sie sehen: Viele Phänomene hängen mit einem Weltbild und uniformen Denkmustern zusammen, die selten kritisch diskutiert werden. Die Kritik an so banalen Schuhkaufmetaphern in Geschlechterstudien konzentriert sich meist auf offensichtlichen Sexismus, ohne zu merken, dass es um viel mehr geht, nämlich um Macht. Seit 20 Jahren sind wir mitten in einem philosophischen Wandel, der außerhalb der Universitäten kaum diskutiert wird. So bevölkern Populärstudien die Wissensseiten und Dokumentation der Print- und Bildmedien schlicht und einfach deshalb, weil sie leichter zu verstehen sind als tiefgründige philosophische Abhandlungen. Kein Wunder, beschränken sich die meisten Menschen angesichts dieser Komplexität lieber auf ein geruhsames Privatleben. Und die Frauen kaufen Schuhe. Leider ändern sich dadurch weder das Bewusstsein noch der realitätsfremde Medien-, Wirtschafts- und Politik-Alltag.

Angesichts der Flut unreflektierter ideologischer Berieselung haben die Frauen das Korsett ihrer Urgroßmütter schon im Stammhirn gespeichert. Sie nehmen, statt sich und ihr Leben sowie den Sinn desselben, ihren Körper unendlich ernst. Sie sehen in einer körperlichen »Vervollkommnungs-Strategie« ihr ganz persönliches Heilsversprechen. Die Logik Frau gleich Körper, Mann gleich Geist wandelt sich dann vom Klischee in gelebtes Leben. Dabei vergessen viele, dass ein Klischee noch belächelt wird, dessen Wiederholung aber mehr und mehr Beachtung erfährt und ab Tausend dann in eine Wissenschaft verkehrt wird.

WAS HAT DAS DENN ALLES ZU BEDEUTEN?

Wer Menschen wie Dinge behandelt, endet selbst als Ding. Aber Sie sind kein Joghurt! Vielleicht haben dies auch einige Populärwissenschafter gemerkt. Denn was sie in ihrem Jugendwahn vor 40 Jahren verkündeten, nämlich dass der Zenit von Menschen nach 25 Jahren vorbei sei, wird in jüngster Zeit revidiert. Hört, hört! Plötzlich sollen ältere Menschen ihre geistigen Höchstleistungen erst ab 60 Jahren (Männer) und ab 65 Jahren (Frauen) erreicht haben. Fantastische Neuigkeiten! Leider habe ich den leisen Verdacht, dass diese Studien nur damit zusammenhängen, dass nun auch die Forscher, die vor 40 Jahren mit derselben Verve auftraten, heute einfach selbst älter geworden sind und ihre Haut zu retten versuchen.

Meine Überzeugung ist es übrigens, dass die Frage nach dem biologischen Zenit bei Menschen eh ein völlig falscher Ansatz ist. Dahinter steckt ein hierarchisches Leistungsdenken, das beim Menschen nichts zu suchen hat. Ständig diese Ranglisten! Ständig diese Obsession an Output, an messbaren Zielen und Ergebnissen! Dabei sind oft die Prozesse entscheidend, nicht das von Anfang an fest definierte Ziel!

Ich bin manchmal fassungslos, wie selbstverständlich solches Denken geworden ist. So wurde ich in meiner Funktion als Intendantin des Internationalen Forums für Gestaltung in Ulm ernsthaft gefragt, für wen ich denn all die Gratisvorlesungen, die Diskussionen und Veröffentlichungen organisiere. Auf meine Antwort: »Für alle Menschen, die sich interessieren! Dies ist meine Interpretation des Stiftungszwecks, die politische Verantwortung von Gestaltern überall auf der Welt zu fördern«, erntete ich nur Kopfschütteln. Die Idee, etwas zu tun, ohne sofort einen Output zu erwarten, ohne die Zielgruppe exakt zu definieren, ohne einen möglichen Folgeauftrag im Kopf zu haben, ohne die Presse einzuladen, ohne meine eigene Karriere zu pushen, sondern einfach um den Raum zu geben zu denken, zu reden, zu lachen und anschließend ein Glas Wein trinken zu dürfen, macht einige Menschen regelrecht aggressiv. Sie fühlen sich angegriffen, weil ihr Weltbild ausschließlich aus Ratings, Quoten und Ranglisten besteht.

ADLERS LEBENSLÜGE ALS WELLNESS-PROGRAMM

Trug Aschenputtel wirklich Prada-Schuhe?

Nun fragt sich die aufmerksame Zeitgenossin schon, weshalb sich denn die Studien trotz ihres Nullgehalts so großer Popularität erfreuen. Nun ja: Die Rückführung all meiner Probleme auf meinen Körper bringt durchaus ein gerütteltes Maß an Psychohygiene.
Ich habe keinen Job? Klar doch, mit dem Aussehen auch kein Wunder.
Ich bin eine Schulversagerin? Tja, mit den Eltern!
Ich bin ungewollt Vater geworden? Das war nur mein Fortpflanzungsprogramm!
Ich bin unausstehlich zu Mann und Kindern? Sorry, PMS!

Toll. So sind wir doch alle entlastet. Denn Biologie ist alles und nichts. Sie ermöglicht Verantwortungslosigkeit. Sind wir unzulänglich, unglücklich, verhalten wir uns ekelhaft, haben wir immer eine Erklärung parat, nämlich die: Wir sind nicht verantwortlich. Wir sind nicht schuld: »My body made me do it!« schreien wir wie Geschwister, die streiten und auf den größeren Bruder zeigen.

Sie finden keinen Partner? Das hat nichts mit Ihnen zu tun! Wie uns schon 1985 die »Mathematik der Liebe« erklärte, passen nur ganz bestimmte Typen zueinander und Sie fallen leider aus dem Durchschnitt.
Sie sind keine gute öffentliche Rednerin? Da können Sie nichts dafür! Ihre Gene reden lauter als Sie, und wenn schon Ihre Mutter vor Angst fast starb, wird es Ihnen ebenso ergehen.
Sie haben keinen guten Sex? Auch das liegt nicht an Ihnen, sondern eventuell an einer fehlenden Operation in ihrem Intimbereich.

Sie machen als Frau in Deutschland weder richtig Kinder noch Karriere? Auch das liegt nicht etwa an den miefig-piefigen Strukturen des Herdprämienlandes, sondern daran, dass Sie im Markt von Angebot und Nachfrage zur falschen Zeit in Erscheinung treten.

Der Psychoanalytiker Alfred Adler nennt diese Haltung die klassische Lebenslüge. Uns entlastet alles, was wir nicht uns selbst zuzuschreiben haben. Alfred Adler stellte fest, dass Patienten dazu neigen, das eigene Scheitern nicht wahrzunehmen. Immer war jemand anderer schuld für das eigene Versagen. Meistens die Mutter, manchmal der Vater, sehr oft die Schule, das fehlende Geld und und und. Wer nicht schuld ist, muss sich auch nicht schuldig fühlen. Er hat keine Verantwortung mehr. Deshalb weisen übergewichtige Menschen gerne darauf hin, dass sie erblich belastet sind. Sie weisen die Verantwortung, ihren Körper schlank zu halten, weit von sich. Verständlich, denn ansonsten müssten sie sich noch schlechter fühlen, als sie es in unserer auf Nullgrößen spezialisierten Gesellschaft eh schon tun.

Alfred Adler beschrieb die klassische Lebenslüge vieler Menschen so, dass sie sich nur zu gerne einem »beruhigenden, narkotisierenden, das Selbstgefühl sichernden Strom« überlassen und die Verantwortung für sich selbst aufgeben. Jeder Versuch, den Patienten die Wahrheit zu zeigen, stößt auf heftigsten Widerstand. Deshalb erfreuen sich die Biologie-Studien großer Beliebtheit, denn gerade Frauen machen es sich im Bild des »Nicht-anders-Könnens, da man ja nicht anders darf«, gerne bequem. Dazu kommt: Die individuellen Lebenslügen sehen auf Prada-Schuhen ziemlich geil aus. Mit anderen Worten: Kompensationen gibt es bei Lebenslügen genügend – doch alle führen früher oder später zu einer leeren Kreditkarte. Zudem stacheln uns die Theorien an, alles zu tun, um wenigstens unsere errechneten Chancen zu maximieren. Und hier hilft Einkaufen. Denn jedes neue Paar Schuhe tröstet uns über unsere schlechten Produktionsbedingungen hinweg. Zudem rechnen wir damit, dass mögliche Freundinnen, Partner und Arbeitskollegen gemäß herrschender Religion auch auf materielle Anreize reagieren ... also wird noch mehr gekauft.

»Ich kaufe, also bin ich.« Das ist der entscheidende Punkt. Der Markt dankt es uns.

So schicken uns die meisten Studien direkt zum flächendeckenden Konsum. Sie schicken uns zum Zahnarzt, damit wir alle dasselbe richtig vermessene Zahnpasta-Lächeln vorzeigen können, sie begleiten uns zum Aufspritzen von Falten, damit wir nicht so alt aussehen, wie wir uns fühlen, sie führen uns in Wellness-Kuren, sie zeigen uns in Hochglanzzeitschriften, wie wir unser Image verbessern, und das Beste ist: Diese Studien lenken uns von der langweiligen Politik effizient ab, so dass wir alles »Mutti Merkel« überlassen. Diese Studien nehmen uns einerseits die Verantwortung und bestätigen gleichzeitig, dass Menschen sich ständig selbst hassen und sich minderwertig fühlen sollten. Kein anderes Wertesystem (ähnlich den meisten Weltreligionen) schafft es so brillant, sich direkt unter unserer Schädeldecke einzunisten. Oder wie erklären Sie sich den Irrsinn, dass Sie und andere Steuerzahler Milliarden für die Banken und ihre enormen Schulden berappen, während wir beim geringsten Vergehen unverzüglich zur Kasse gebeten werden?

Damit die Hohepriester der Vermessung angemessen gehört werden, braucht es natürlich auch eine Kanzel, von der aus sie ihre Zahlenpsalmen über die gläubige Gemeinde ausgießen können.

»Liebe gleich Sex«, »Sex gleich Körper« und »Körper gleich Biochemie« zeigt neben der psychologischen Reinigung aber gravierende politische und ethische Folgen. Ein derartiges Denkgebäude bringt den Menschen zum Schweigen und führt ihn zu Beziehungslosigkeit und Kälte. Schon der griechische Phi-

losoph Sokrates formulierte in der Auseinandersetzung, wie Menschen zueinander in Beziehung treten, den bemerkenswerten Satz: »Ich, der ich Einer bin.« Dieses Ich, die ich Eine bin, setzt viel Selbstliebe und Selbstgespräch voraus. Es entspricht dem christlichen: »Liebe Deinen Nächsten wie Dich selbst«. Jeder Mensch braucht sich selbst und die Beziehung zum Anderen.
Die Aufforderung, den Nächsten zu lieben, hat damit die wichtige Voraussetzung, sich selbst zu lieben. Götz Aly zeigte in seinem eindrucksvollen Buch »Warum die Deutschen? Warum die Juden?«, dass das fehlende Selbstwertgefühl der Deutschen und deren Neid auf ihre jüdischen und deutschen Nachbarn wichtige Voraussetzungen für den Zivilisationsbruch und den organisierten Massenmord waren.
Sie sehen: Was bei Mammutjägern noch lustig ist, kann bei den politischen Konsequenzen derartiger Denkkonstruktionen in menschenvernichtende Ideologien ausarten.

»Ich, der ich Einer bin« ist also bei Sokrates die wichtigste Voraussetzung des Menschseins. Eine Überzeugung, die Sokrates schließlich auch mit dem Tod bezahlte. Denn es ging ihm um die Bewahrung der eigenen Integrität im Austausch mit anderen. Es ging Sokrates um den inneren Maßstab, dass er anderen Menschen nie antun würde, was er sich selbst nicht antun möchte. Sokrates' Argument war zudem: Wer will und kann mit einem Übeltäter zusammenleben?
Wenn ich nun aber im Glauben aufwachse, dass nicht ich, sondern meine genetische Disposition und mein Hormoncocktail für meine Handlungen verantwortlich sind, dann sind mir Freiheiten gegeben, die oft in der Hölle enden. Die US-Kultur mit ihrer »I am sorry«-Kultur verwischt sämtliche Urteilskraft und Selbstverantwortung. Der Doping-Held der Tour de France, Lance Armstrong, war erst kürzlich das beste Beispiel einer derartigen Unverantwortlichkeit. Lance Armstrong sagte zwar ungefähr zehnmal »sorry«, übernahm aber nicht wirklich Verantwortung, da er das beliebte Argument benutzte: »Ach, das

war doch üblich in den alten Zeiten« oder, wenn es brenzlig wurde, er sich nicht mehr erinnern konnte, was er nun wirklich gemacht habe. Selbstverantwortung wird im US-Rechtssystem auch nicht wirklich propagiert – im Gegenteil. Doch – wie gesagt – das Mensch-Sein erfordert genau das: Selbstverantwortung, das Zwiegespräch mit sich selber.

Moderne, auf Materialismus und ein ausgeklügeltes Rechtssystem ausgerichtete Augen sehen das kaum mehr. So verschwindet das Gewissen. Damit aber eigentlich auch der Mensch selbst. Genau so argumentierte Hannah Arendt in ihrem »Eichmann in Jerusalem«. Wenn niemand verantwortlich sein will, ist die Menschheit der Willkür eines jeden Einzelnen und dessen Kaltblütigkeit übergeben. Adolf Eichmann versuchte, sich mit einem »Niemand« herauszureden, einem normalen Leben mit normalen Funktionen. Das ist tatsächlich die »Banalität des Bösen«.

So wird das eigene Zwiegespräch und damit auch das Gewissen durch die Massenideologie des »My gene made me do it« oder »It's the society's fault« oder »I'm only human« ersetzt. Was dazu führt, dass Menschen Dinge tun, die sie, wären sie wirklich selbstbestimmt, d. h. als solche im Zwiegespräch mit sich selbst, nie tun würden. Ist Liebe als Bild letztlich ausschließlich die spannende Kombination menschlicher Körpersäfte, hat dies weitreichende gesellschaftliche, politische und kulturelle Folgen für die Menschen. Menschen ohne inneres Zwiegespräch zeichnen sich durch völlige Skrupellosigkeit aus. Sie weisen genau die Eigenschaften auf, die wir unmenschlich nennen. Sie sind jedoch – im naturwissenschaftlichen Bild gesprochen – mittlerweile völlig »normal«.

Philosophisch gesehen ist das Selbst konstitutiv für das, was wir einen Mensch nennen. Das Selbst ist unteilbar. Es ist nicht in Einzelteile zerlegt. Darin unterscheidet sich das philosophische als sprechendes vom naturwissenschaftlichen als stum-

mem Menschenbild. Mit der Zerstückelung des Selbst wird – philosophisch gesehen – auch die Eigenverantwortung des Menschen zerstückelt. Eigene Integrität als kommunikatives Zwiegespräch mit sich selbst lässt sich nicht auseinanderdividieren. Sie manifestiert sich als sprechendes und nicht als stummes Zusammenspiel zwischen Natur und Kultur. Das Selbst als sprechend menschliche Qualität muss aber anders als in Reagenzgläsern gemessen werden. Doch dies ist den allmächtigen Zählmeistern der Gegenwart egal. Allein die sachdienlichen Hinweise werden noch erfasst.
Die Unteilbarkeit des Selbst als menschliches Prinzip gegen Unmenschlichkeit ist ein Kernthema von Hannah Arendt in ihren Ausführungen über das Böse.

»Das Selbst als Kriterium moralischen Verhaltens ist politisch eine Art von Ausnahme-Maß. (...) Das idiomatische ›stop and think‹ ist wirklich vollkommen richtig. Wann immer wir denken, halten wir das an, was wir gerade getan haben mögen, und solange wir Zwei-in-Einem sind, sind wir unfähig, etwas anderes zu tun als zu denken. (...) Das Lästige an den Nazi-Verbrechern war gerade, dass sie willentlich auf alle persönlichen Eigenschaften verzichteten, als ob dann niemand mehr übrigbliebe, der entweder bestraft oder dem vergeben werden könnte. Immer und immer wieder beteuerten sie, niemals etwas aus Eigeninitiative getan zu haben; sie hätten keine wie auch immer gearteten guten oder bösen Absichten gehabt und immer nur Befehle befolgt. Um es anders zu sagen: Das größte begangene Böse ist das Böse, das von Niemandem getan wurde, das heißt, von menschlichen Wesen, die sich weigern, Personen zu sein. Im konzeptionellen Rahmen dieser Betrachtungen können wir feststellen, dass Übeltäter, die sich weigern, selbst darüber nachzudenken, was sie tun, und die sich auch im Nachhinein gegen das Denken wehren – also sich weigern zurückzugehen und sich an das zu erinnern, was sie taten (...) –, es eigentlich versäumt haben, sich als ein Jemand zu konstituieren. Indem sie sturköpfig ein Niemand bleiben, erweisen sie sich als unfähig, mit anderen zu kommunizieren, die, ob nun gut, böse oder in dieser Hinsicht unbestimmbar, zumindest aber Personen sind.« Hannah Arendt (Über das Böse, S. 92)

Nach Nietzsche respektiert der Mann, der sich selbst verachtet, zumindest denjenigen in ihm, der verachtet! Was aber, wenn Nichts nur noch Biologie bleibt? Das wirklich Böse ist nach Hannah Arendt das, was uns sprachloses Entsetzen verursacht, das, was in uns nur noch den Satz kreiert: Dies hätte nie geschehen dürfen.
Wie wichtig ein unteilbares Selbst im Zusammenhang von Gut und Böse ist, zeigt auch die erfolgreiche Hexen- und Zaubererserie »Harry Potter« von Joanne K. Rowling. The Dark Lord Voldemort ist nicht zuletzt deshalb die Inkarnation alles Bösen, weil er sein unteilbares Selbst für die Schwarze Magie aufteilt. Er verstaut und verdinglicht seine Seele in sieben Horcruxe. Damit entsorgt er sich aber seiner selbst. »You know who« kann seelenlos unaussprechlich Böses tun und stumme Macht leben. Doch die eigentliche Wahrheit, die der weise Schulleiter Dumbledore als »Liebe, Loyalität, Unschuld, Geschichten erzählen« beschreibt, beschert dem Herrscher des Bösen schließlich das Ende. Der Jugendroman »Harry Potter« nimmt damit den sokratischen Faden philosophischer Moralität auf, die mich hier im Zusammenhang mit der biologistischen Fixierung aller menschlicher Kommunikationsmöglichkeiten interessiert. Die sprachlose biologische Aufteilung der Menschen in neurologische Synapsen, hormonelle Gefühlsmomente oder genetische Dispositionen entspricht, philosophisch gesehen, einer normativen Weigerung der Menschen, mit sich und anderen zu kommunizieren. Damit wird die Sprache als menschliche Fähigkeit mundtot gemacht. Die Gene sprechen, während die Menschen verstummen.

UNSER TÄGLICHES WIEGEN GIB UNS HEUTE – 500 JAHRE PHILOSOPHIEGESCHICHTE IM SCHNELLTEMPO

Warum die Sonne nicht im Meer versinkt, sondern im Taschenrechner verschwindet

Als Christopher Kolumbus 1492 gegen Westen segelte, war die Welt noch ein Mysterium. Auch der menschliche Körper barg viele Geheimnisse – vor allem der weibliche. Dies änderte sich schlagartig mit dem Teleskop. Sie haben richtig gelesen. Teleskop! Am Anfang der Moderne stand also nicht etwa ein erboster Martin Luther, der die katholische Kirche fast zu stürzen verstand, sondern ein ... Instrument. Dieses unscheinbare Ding vermochte den Himmel und mit ihm Gott einstürzen zu lassen.

Im Vergleich zum Teleskop wurden Gott und die Menschen ziemlich schnell instrumentenschwach. Denn die Welt stützt sich auf ihre Bilder – das Teleskop stellte diese Bilder sprichwörtlich auf den Kopf. Die Welt als fixe Scheibe musste der Welt als rotierende Kugel weichen. Tja. Im Vergleich zum Teleskop ist das heutige CERN in Genf zwar tausendfach größer und komplizierter, doch wesentlich unbedeutender. Denn das CERN wird, obwohl es nach den Gottesteilchen sucht, die mit Gott wenig, dafür mit den gottverdammten Teilchen des Physikers Higgs alles zu tun haben, die Welt und den Himmel nicht so erschüttern wie dies eben das Teleskop vermochte.

Wegen dieses schlichten Messinstruments stürzte also der Himmel ein. Seitdem ist die Erde kein Mittelpunkt mehr, und es gibt berechtigte Zweifel daran, ob Gott noch im Himmel wohnt und wenn ja, wie er denn heißt und ob es die Erde wirklich auch gibt. Wenn also Instrumente Götter stürzen können, wie muss es dann den Menschen ergehen?

Sie sehen: Wir sind mitten in unserem Thema. Wer meint, Messinstrumente und Zahlen seien unschuldig, wird nach der Lektüre dieses Buches ganz andere Geschichten erzählen können. Das Teleskop brachte ja nicht nur ein neues Menschen- und Weltbild, sondern es formt – je länger es existiert – umso mehr Menschen und deren Weltsicht neu.

Für alle philosophischen Insider schlage ich deshalb folgende bahnbrechenden Werke mit etwas veränderten Titeln vor: »Die Welt als Vorstellung und als Reagenzglas« (nach Schopenhauer) oder: »Die Kritik der reproduktionsmedizinischen Vernunft« (nach Immanuel Kant) oder: »Die Gene schützen das Recht« (nach Carl Schmitt) oder: »Zwei Abhandlungen über die Regierung der Synapsen« (nach John Locke). Statt »Die Traumdeutung« von Sigmund Freud wäre entsprechend »Die Samenbank-Deutung« vorzulegen.

Sie wollten ein Buch über Botox und Hormone und anderen Irrsinn lesen und landen bei den großen Philosophen? Recht so! Denn es ist schon längst Zeit, Schönheit, den weiblichen Körper sowie Frauenrechte nicht einfach nur unter den üblichen Verdächtigen wie Schönheitschirurgie, Nasalbiotropie, Prostitution, Sexismus, Kachelmann, Porno, Wahlrecht, »Sex and the City« thematisch anzuschauen, sondern mir scheint es sinnvoll, auf ein größeres Bild hinzuweisen.

Die Erfindung des Teleskops veränderte also die Welt und damit auch den Menschen. Das Instrument verrückte Menschen- und Weltbilder – seitdem beginnen sich Maschine und Mensch auch immer mehr zu gleichen. Das Teleskop schaute nicht nur in den Himmel, sondern auch in den Menschen. Das hatte große Folgen, vor allem für die Frauen. Denn sie waren die ersten, die von allen Maschinen sofort vermessen wurden. Fast könnte man meinen, alle technischen Hilfsmittel wurden von den Männern nur deshalb erfunden, um die Frauen besser in den Blick zu bekommen, besser zu erfassen, sprichwörtlich besser in den Griff zu kriegen. Nicht erstaunlich, dass die Männer über die Jahrhunderte hinweg vor allem der weibliche Unterleib interessierte – mit entsprechend verheerenden Folgen, wenn Sie an die hohe Sterblichkeitsrate der Gebärenden denken, die Männer und Technik den Menschen brachte. Besonders der weibliche Unterleib lag im Fokus der Vermesser.

Messinstrumente sind voller metaphysischer Tricks. Das Teleskop stürzte den Himmel so gründlich wie kein Instrument vor ihm. Mit dem Teleskop wurde alles relativ, der Zweifel eroberte die Welt. Denn wenn der Himmel schon gestürzt werden kann, wird es wohl mit allen anderen Sicherheiten auch nicht so weit her sein!

Das Teleskop bildete den Anfang aller von Männern erfundenen und heißgeliebten Spielzeuge und technischen Hilfsmittelgadgets, die sie über den Verlust, keine Kinder auf die Welt bringen zu können oder auch über ihr Unvermögen, multiple Orgasmen zu erleben, hinwegtrösten sollten. Die gadgets hatten dabei noch den Bonus, mehr und mehr die Welt zu kontrollieren – etwas, was viele Männer anstreben: Kontrolle. So raubten die Instrumente der Welt und den Menschen, insbesondere den Frauen immer mehr und immer schneller alle Geheimnisse. Die Männer schauten den Frauen nicht nur beim Gebären zu, sondern versuchten, den natürlichen Akt bis zur perfectio zu imitieren. Dabei sind sie übrigens schon ganz weit gekommen. Doch ouuuups! Die technischen Tricks der Männer wenden sich manchmal auch ganz heftig gegen das eigene, »starke« Geschlecht. »Krise Mann« titeln die Zeitschriften schon seit ein paar Jahren in regelmäßigen Abschnitten. Denn mittlerweile merken die Halbgötter in Weiß, dass sie mit der künstlichen Herstellung des Menschen mehr und mehr darauf hinarbeiten, dass wir früher oder später Männer eventuell unter eine Form des Artenschutzes stellen müssen.

Die Entdeckung des Himmels durch das Teleskop (1608) folgte der Entdeckung des menschlichen Körpers durch Leonardo da Vinci über 100 Jahre zuvor. Dies war kein Zufall. Denn einer Neuerfindung der Welt muss immer eine Verletzung des Menschen (und sei es nur im Menschenbild) vorangehen. Die Ausleuchtung des Menschen bereitete den Boden vor, den Himmel und damit Gott zu stürzen. Leonardo da Vincis Messer ist ein metaphysisches Stück erster Güte. Es sezierte menschliche Leichen, die aus diversen Friedhofsplünderungen auf seinem Tisch landeten. Es war Leonardo da Vinci, der auch zum ersten Mal seit der Antike wieder einen Menschen vermaß. Aus dem Jahr 1492 stammt die Studie über die Körperproportionen nach Vitruv (der »vitruvianische Mensch«), die den Menschen so zeigt, wie er noch nie gesehen wurde und in dieser Form bis heute einen großen Eindruck hinterlässt. Leonardo war besessen von der Idee, das Innere des Menschen zu erforschen und auszuleuchten. Leonardo wäre von den heutigen Techniken, den Menschen bis in die letzten Proteinverbindungen auszuforschen, begeistert gewesen!

Leonardo da Vinci beflügelte mit seinen zahlreichen Sezierungen und anatomischen Sitzungen regelrecht den Handel mit menschlichen Körperteilen. Die Nachfrage nach menschlichen Körpern überstieg seitdem immer das Angebot: Seit Leonardo können die lebenden Menschen von den Toten gar nicht genug bekommen – und noch weniger von den Fast-Toten, die dann als Hirntote die entsprechenden Rohstoffe liefern. Die diversen Organskandale an deutschen Spitälern sprechen hier ja eine deutliche Sprache.
Der menschliche Körper war also sehr früh schon sehr viel wert. Und zwar nicht einfach als Arbeitskraft, wie dies Karl Marx kritisierte, sondern viel wert dank Fleisch und Blut. Interessant, nicht? Und wir westlichen Menschen meinen doch tatsächlich, bei uns hätte es Kannibalismus nie gegeben. Richtig! Hat es auch nicht. Aber die Umwertung von Menschenfleisch zur lebendigen Münze ist auch in unseren Breitengraden historisch bekannt.

Schon bei den alten Eidgenossen ließ sich mit dem menschlichen Körper gut Geld verdienen. Der erste Sohn übernahm den Bauernhof, der zweite wurde Priester und der dritte, vierte, fünfte, sechste, siebte Sohn wurde in den Söldnerdienst geschickt. Dort schlug er irgendeinem anderen Söldner im fernen Frankreich, Deutschland oder Italien den Kopf ein oder kriegte selbst den Kopf ab. Als Leiche brachte er aber der Familie wohlerwarteten Verdienst: entweder als Fett- oder als Seifenlieferant.
Finden Sie das abgeschmackt?
Ich auch.
Deshalb höre ich auch bald auf, vom Warenlager der menschlichen Körper zu berichten, sondern wende mich lieber den diversen Schönheitsdebatten zu. Andererseits muss ich hier betonen: Der Mensch als Handelsware hat eben sehr viel mit der Frau als Identifikation von Schönheit zu tun. Wer nur von Schönheit quasseln, aber die Kehrseite der Medaille, nämlich die Hässlichkeit der dahinterliegenden Menschenbilder nicht sehen will, sollte eh den Mund halten. Denn bei der Jungerhaltung von Frauen geht es ja in erster Linie darum, dass nicht die Person im Vordergrund steht, sondern der Körper. Die selbstverständlich gewordene Gleichsetzung von Mensch und Materie sollte erschrecken und viel häufiger als bisher demaskiert, entblößt und ihr laut widersprochen werden.

Doch dies ist seit der Entdeckung des Teleskops immer seltener geworden.

Zählen statt Denken ist »in«. Ich warte nur auf den Moment, wo alle philosophischen Werke zwecks Vermessung der Wortzahl und Ranking einem Rechner übergeben werden. Gewinnen werden dann all diejenigen Werke, die die höchste Wortzahl oder die häufigste Zitierung aufweisen. In einem solchen Prozess gewinnen nur Modelle, aber nie reale Ideen. Sie sehen, wie abwegig dies wäre. Doch solche Absurditäten sind mittlerweile an den Spitzenuniversitäten durchaus Alltag. Nicht der Inhalt der publizierten Aufsätze beispielsweise gibt Ausschlag für eine Professur, sondern die Anzahl derselben. Angesichts solchen Schwachsinns erstaunt es nicht, dass keiner der alten, namhaften Denker es an irgendeine Spitzenuniversität schaffen würde. Immanuel Kant publizierte in 10 Jahren genau ein Werk!

Dieser Prozess des Vermessens, der eben mit dem Teleskop so richtig an speed gewann, findet sich überall und führt direkt zu einer Entsinnlichung der Welt, der Menschen und der Liebe. Wer die Welt nur noch vermisst, schafft sie ab. Auch Google Earth tut so, als könnten wir am Computer die Welt sehen. Klar doch sehen wir die letzten Winkel, doch wir werden nie wissen, wie es sich dort, wo wir hinschauen, anfühlt, wie es riecht, wie die Menschen reden und wie wir uns wohl dort fühlen würden. Auch wer den Menschen nur noch in Jahrgangs-, Kilo- und Zentimeterkategorien erfasst, vermisst, auf einem Bild zeigt und als Körper versteht, vergisst sein Charisma, seinen Charme, seine Lebendigkeit. Wer in der Liebe vor allem die Orgasmushäufigkeit erfasst, die klare Ausmessung der Säfte und Herzfrequenzen untersucht, stürzt die Erotik in den Abgrund. Wer die Welt, den Menschen und die Liebe vermisst, schafft die Welt, den Menschen und die Liebe ab. Doch wem nützt das?

BOTOX HILFT NICHT GEGEN DENKFALTEN.

Wohl deshalb beschäftigt sich die Medizin heutzutage so gerne mit Leichen, denn ihnen können Teile entnommen und verpflanzt werden. Wohl deshalb erfreuen sich auch alle Pathologie-Thriller im Westen ungeheurer Beliebtheit. Es ist fast so, als könnten die Menschen nicht genug daran erinnert werden, dass sie nicht nur am Ende ihres Lebens, sondern als lebendige Funktion vor allem als stumme Leiber ihr Leben fristen sollten. Mit menschlicher Urteilskraft hat das wenig zu tun.

Wie populär solch abstruse Logik ist, zeigt die US-amerikanische Serie »Dr. House«. Dr. House ist ein mittelalter, skurriler, hochintelligenter, einsamer, Prostituierte frequentierender und bis zur Schmerzgrenze ehrlicher Neurologe. Er hält sich der Liebe fern, hasst Patientenkontakte, menschliches Geschwätz, soziale Anlässe, kurz, alles, was »normale« Ärzte und Menschen in ihrem Leben zusammenhält. Sein Menschenbild besteht aus einem Satz: »Jeder Mensch lügt«. In House's Weltvorstellung spricht einzig der Körper die Wahrheit. Körperliche Symptome geben Auskunft über sexuelle Erlebnisse, unerlaubte Drogen, gestörtes Essverhalten, Familiengeschichte, Arbeitsplatz und vieles mehr. Nicht auf Worte, sondern auf den Körper ist Verlass.

Die endgültige Wahrheit manifestiert sich in der Leiche.
House ist für mich der Prototyp des modernen Mannes, des modernen Menschen. Sein Umgang mit Frauen beschränkt sich auf Prostituierte, da er die echten Frauen nicht kriegen kann und wenn, diese dann brüskiert, zurückstößt, verletzt. House braucht Distanz, Abstand und Kontrolle zu Menschen. Er will nichts von sich preisgeben, weiß aber über seine Mitmenschen alles. Er ist einsam, aber voller Ironie. Er ist beruflich ein Genie, versagt jedoch sofort bei menschlicher Nähe. Dr. House sieht in der Welt nur, was der Fall ist. Seine Welt ist die Materie, die via Endoskopie, Laboranalyse oder Tomographie Geschichten erzählt. Die Serie lebt von der detektivischen Kraft, die das Geheimnis »Krankheit« lüften muss, um den Patienten am Leben zu erhalten. Dabei ist House jedes Mittel recht (so lässt er seine Assistenzärzte regelmäßig in die Wohnungen der Patienten einbrechen), um die Wahrheit zu entdecken. Dr. House entdeckt den Menschen nur via Biologie, alles andere ist ihm fremd. Menschliche Vergangenheit, Gegenwart und Zukunft ist bei House ausschließlich unter medizinischen sowie biologischen Gesichtspunkten relevant. Sprechender könnte die filmisch brillant umgesetzte populäre Verdinglichungsphilosophie der Medizin von heute nicht sein.
Wie früher die Gesellschaftsromane, erzählen uns eben heute die Kinofilme und Serien vom dem, was wir eigentlich nicht wirklich sehen, doch glauben sollten.

Noch deutlicher ist in diesem Punkt die Serie »Six Feet Under«, die in der deutschen Version geschickt mit »Gestorben wird immer« übersetzt wird. Sie erzählt die Geschichte eines Bestattungsunternehmens. Jede Sendung beginnt mit dem Tod eines Menschen, der dann den Ausgangspunkt für die storyline bildet. Auch in »Gestorben wird immer« ist der Körper Ausgangspunkt für die Erzählung, auch zu Beginn mit einer Leiche. In einer Gesellschaft wie der amerikanischen zeigt sich der Tod als einziges Bindemittel, das Menschen noch am selben öffentlichen Ort versammeln kann.

Sind die wichtigsten Orte, wo sich Menschen noch treffen, privatisiert, so kommt am Ende eines Lebens eben nur der Friedhof als Begegnungsstätte in Betracht. So mutiert das Bestattungsunternehmen zum einzig verbliebenen öffentlichen Raum. Falls Sie nun wiederum innerlich zusammenzucken, dann zeigt dies nur, dass Sie in der Schweiz, in Deutschland sowie in Österreich von der breiten Privatisierungswelle öffentlicher Räume noch nicht so betroffen sind wie die meisten Menschen in den USA. So ist es in Europa noch nicht üblich, staatliche Park- und Grünanlagen aus finanziellen Gründen an Private zu verschachern und die Menschen – einmal mehr – öffentlicher Anlagen zu berauben. Sie wissen noch nicht, was es für Menschen bedeutet, keine öffentlichen Schwimmbäder, kaum gut funktionierende öffentliche Schulen sowie öffentliche Spitäler benutzen zu dürfen. Sie wissen nicht, was die Zukunft, die durchaus im amerikanischen Modell liegt, uns noch alles bringen wird. Deshalb lohnt es sich, gerade bei Serien genauer hinzuschauen. Wie Technik den Menschenverstand ersetzt, zeigt »CSI Miami«.

Die Detektive lösen ihre Aufgabe vor allem durch instrumentelle Logik und nur am Rande durch Befragungen. Materie statt Kommunikation. DNA, Staub, Kleiderfetzen, Ausscheidungen lebens-, arbeits- und produktionstechnischer Art geben Auskunft über den Tathergang und schließlich über den oder die

Täter. Die mikroskopische Zerteilung dessen, was der Fall ist, führt zum Ganzen.
Philosophisch spiegeln Sendungen wie z. B. »Dr. House«, oder »CSI Miami« – wie schon angedeutet – die ausschließlich materiellen Aspekte menschlichen Daseins sowie die Überlegenheit instrumenteller über die menschliche Vernunft.

Der menschliche Körper steht im Fokus, er spricht, er zeigt, er lässt sich zerstückeln, reparieren, aufbereiten, während der Mensch als solcher eigentlich verstummt. Die Körper sprechen und verändern sich, während der Mensch ziemlich brutal, unveränderlich und lügend wahrgenommen wird.
So fügen sich die Serien nahtlos in das Weltbild des technischen Machbarkeitswahn ein. Zuerst war es Gott, der Menschen kleinmacht, nun erledigen das Maschinen.

Der Entdeckungsdrang des Menschen ging also Hand in Hand mit Zahlen und führte dazu, dass nicht nur die äußere Welt ihrer Geheimnisse beraubt wurde, sondern auch die innere. Das Äußere wurde kleingemacht, während das Innere nach außen gestülpt und überdimensional groß wurde. Dies verschob jedoch die Proportionen gewaltig. Menschen wurden nur noch gesehen, aber kaum mehr als solche gehört und wahrgenommen.

Weshalb zählen in der Gegenwart materielle Eigenschaften viel mehr als all jene menschlichen Kommunikationsformen, die nicht so einfach gewogen, gemessen oder eingeteilt werden können? Wie kommt es, dass das antike Theater sprachlich bildreich von Menschen erzählt, während die modernen Filme vorwiegend in Bildern zu uns reden? In welche Welten tauchen wir da ein?

Wie gesagt, manifestiert sich in der Medizin die wirkliche »Lebenswahrheit« wohl am einfachsten in der Leiche. Denn nur dann kann der Mensch vollends ausgemessen werden. Wenn

Sie nun meinen, ich übertreibe grandios, dann haben Sie nur zum Teil recht. Denn eigentlich sind solche Logiken durchaus schlüssig. Wenn schon die Unendlichkeit nur als Zahlenverhältnis verstanden wird, dann ist es keine Überraschung, möglichst alles bei Null zu beginnen lassen.

Das Teleskop führt direkt zur Entsinnlichung der Welt, zum Verlust der Welt und zum Verschwinden des Menschen hinter Zahlen.
»Könnten wir die Triebkraft historischer Ereignisse messen wie die Stoßkraft natürlicher Vorkommnisse, so dürfte sich herausstellen, dass das, was sich bei seinem Erscheinen am wenigstens bemerkbar machte, nämlich die ersten tastenden Schritte des Menschen von der Erde weg auf die Entdeckung des Universums hin, an Geschwindigkeit und Wucht ständig gewachsen ist, bis es nicht nur die ungeheure Erweiterung der Erdoberfläche, das Bekanntwerden des gesamten Erdballs, sondern auch die anscheinend unbegrenzte und immer noch fortschreitende Akkumulierung von Reichtümern auf der Erde an Bedeutung in den Schatten stellte.« (Hannah Arendt, Vita Activa, S. 319)

Wie bitte? Sie sehen, Hannah Arendt zu veranschaulichen ist gar nicht so einfach! Also: Das Teleskop verändert zunächst den Blick des Menschen. Dies nicht nur in eine Richtung, sondern es erschüttert alles, was der Mensch bisher zu wissen, zu sehen, zu denken und zu glauben wagte.

Was vor dem Teleskop »normalen« Menschen ein Sonnenuntergang war, entpuppt sich nach dem Teleskop als reine Illusion und Erdrotation. Was vor dem Teleskop ein Fixpunkt war, ist nun ständig in Bewegung.

Nicht nur das. Die Bewegung geht von einem selbst aus, respektive von einer Erde, die sich nicht nur bewegt, sondern zu allem Erstaunen auch noch rund ist!

Was vor dem Teleskop als Anfang galt, ist nach dem Teleskop nur eine vorläufige Annahme.

Denn schließlich ist der Morgen an der griechischen Küste des Mittelmeeres schon längst Abend in Tokio.
Was vor dem Teleskop noch Sprache war, weicht nach dem Teleskop dem Zählen, Messen und Beobachten.

Wirklich zuverlässig ist fortan der Blick der Menschen nur noch und ausschließlich dank einer Rechenmaschine.

Sehr verehrte Leserinnen und Leser: Lehnen Sie sich zurück und genießen Sie diese Sätze. Nicht nur, weil es einige Zeit gekostet hat, diese auf die Reihe zu bringen – kritisches Denken und Hinschauen ist alles andere als einfach –, sondern weil sie ganz wichtige Entwicklungen der Moderne anschaulich zeigen. Mit dem genauen Messen und Berechnen tritt gleichzeitig der Zweifel an allem in die Welt. Spannend, nicht?

Das Teleskop bringt den Menschen gleichzeitig die Relativität aller Betrachtungen wie auch die Genauigkeit aller physischen Erscheinungen.

Die Welt wird vermessen, damit aber auch das dazugehörige Weltbild. Denn der Welt als Scheibe entsprechen auch »Scheiben-Denkvorstellungen«.

DIE WELT ALS SCHEIBE

Dass offensichtlich solch »alte« Scheibenbild-Vorstellungen falsch sind, wissen wir mittlerweile dank der »echten« und »wirklichen« Bilder. Wir vergessen meistens, dass diese »falschen« Bilder in ihrer Zeit und für die damaligen Menschen völlig stimmig waren. Nur ab und zu beschleicht uns der polemische Gedanke, dass eventuell Generationen nach uns ebenso laut über die heute von den Wissenschaftlern produzierten Bilder lachen werden, falls ihnen das Lachen vor lauter Buchstaben und Zahlen nicht schon längst sprichwörtlich im Hals oder im Reagenzglas steckengeblieben ist. Denken Sie nur einmal an alte Science-Fiction-Filme aus den 1960er oder 1970er Jahren! Raumschiff Enterprise (Star Trek) ist ein sprechendes Zeitdokument dafür, wie Menschen sich die Welt vorstellten. Selbst wenn schon vor über 40 Jahren alle meinten, sie seien vor allem wissenschaftlich, sehen wir an jedem Set, an jeder Kleidungsform, an jeder Schauspielergeste die Kultur, die Bildarbeit der 1970er Jahre. So sehen wir auch, wie die sogenannte objektive Wissenschaftswelt sich immer Formen der herrschenden Politik bedient. Das Frauenbild der 1970er Jahre in den Serien spricht Bände über den Macht-Zusammenhang genau der Zeit.

Wie die Welt aussieht, spielt eben nicht nur real, sondern auch in der Vorstellung und den Bildern eine wichtige Rolle. Die Vermessung der Welt erobert so die Formen der Welt, der Kultur und der Menschen.
Unendlichkeit wird zum Zahlenmodell und hat somit eigentlich ausgedient. Damit auch die unendliche Fantasie, die Vielfalt, wie Menschen auch noch sein könnten.
Der Mensch beginnt bei Null und endet mit den Jahreszahlen.

Solche Rechenverhältnisse beenden zugegebenermaßen früher oder später auch die klassischen menschlichen Erfahrungsgeschichten wie Heilung, Seele, Glaube, Unsterblichkeit. Diese fehlenden Erfahrungen werden nun mit ausgeklügelten Zahlenmodellen sowie technischen Fortschritten kompensiert. Der Mensch beginnt zwar nun bei Null, schreitet aber in Richtung Unsterblichkeit und in neue technische und universelle Dimensionen weiter. Alles hat eben Vor- und Nachteile – so erschreckend nüchtern das auch klingen mag.
Das Teleskop verändert also nicht nur die physischen, sondern vor allem auch die philosophischen Betrachtungsweisen der Welt. Damit verändert es auch alle Werte. Das Teleskop funktio-

niert nämlich ohne Moral. Es ist von Menschen unabhängig. Es hat keine eigenen Sinne. So verändert es die Weltanschauung nicht nur physikalisch, sondern grundsätzlich. Durch seinen Gebrauch verändern sich auch die Köpfe der Menschen.

Wenn schon das Teleskop Himmel und Erde völlig anders zeigt als bisher angenommen, weshalb sollte es dann nicht auch alle bisher angenommenen menschlichen und göttlichen Beziehungen anders zeigen?

Damit beginnt menschliche Unsicherheit und Unbeständigkeit. Was ist denn nun wirklich, was nicht? Wenn die Erde schon eine Kugel ist und ich nicht runterfliege, was soll ich denn noch glauben? Der Himmel ist schließlich nicht nur über, sondern ebenso oft unter mir respektive um mich herum. Von einem Tag auf den anderen werden absolute Sicherheiten erschüttert. Selbstverständlich dauert es noch 500 Jahre, bis die Auswirkungen dieser Entdeckungen verdaut sind. Das Teleskop bringt eine Erschütterung.

»So besteht die neuzeitliche Philosophie seit Descartes in der begrifflichen Erfassung und mannigfachen Artikulierung eines nicht weniger ursprünglichen Zweifels daran, dass irgend etwas so ist, wie es ist, bzw. in der Frage, ob überhaupt etwas ist, aus der schließlich die von Leibniz zuerst formulierte Grundfrage der neuzeitlichen Metaphysik hervorbricht: »Pourquoi il y a plutôt quelque chose que rien?" Warum gibt es eher etwas als nichts? Das Nichts ist doch einfacher und leichter als das Etwas. (...) Die Philosophen begriffen sofort, dass die Entdeckung Galileis nicht einfach das Zeugnis der Sinne antastete, (...) sondern dass einem von Menschen hergestelltes Instrument, dem Teleskop, die Änderung des Weltbilds zuzuschreiben ist.« (Hannah Arendt, Vita Activa, S. 348)

Seit Kopernikus und Descartes sind die Instrumente moderner Vernunft ziemlich zweischneidig. Einerseits bringen sie materielle Sichtbarkeit und Sicherheit, andererseits gebären sie gleichzeitig auch nie endenden Zweifel. Ist denn die Welt, wie sie ist? Oder fehlen nur weitere Instrumente, die uns Menschen zeigen könnten, dass die Welt, wie wir sie verstehen, ganz anders ist als bisher angenommen? Die Entdeckung Galileis »und sie dreht sich doch …« ist eben nicht nur ein weiterer Erkenntnisschritt, sondern bewirkte eine grundlegende Änderung des Weltbildes. Fortan ist auf den Menschen kein Verlass mehr. Objektiv, unabhängig, scharf im Sehen sind von nun an nur noch die Instrumente. Instrumente sehen vieles, das den Menschen nicht sichtbar ist.

Mit dem Teleskop ist der Mensch als Geschöpf der Krise geboren.

Das Teleskop ist also voller metaphysischen Tricks, die sich hinter einem völlig gewöhnlichen Instrument verstecken. Danach ist die Welt nicht mehr, was sie war. Sie ist auf die Größe eines Planeten geschrumpft, kleiner Teil eines großen Ganzen, des Universums. Das Ganze als Inbegriff aller Teile – dieser Begriff entsteht gleichzeitig mit dem Teleskop.

Mit der Erforschung des Himmels zieht sich langsam auch Gott vor die Zeit des Teleskops zurück. Er oder sie ist gewissermaßen etwas instrumentenschwach und damit unmodern geworden.

Doch je mehr seine oder ihre Macht schwindet, umso stärker etablieren sich die weltlichen und kirchlichen Kräfte. Fast so, als wollen sie die »Schwäche« Gottes mit Glaubenseifer und Wahrheitsbehauptungen kompensieren! Eigentlich ist es ja absurd. Da bringt das Teleskop neuere wissenschaftlich gesicherte Erkenntnisse, und wie reagieren die weltlichen und kirchlichen Herren? Sie beginnen verbissen, um ihre – und nur um ihre – Wahrheit zu kämpfen! Gerade so, als ob sie durch Morden, Brandschatzen und Plündern den mit dem Teleskop in die Welt getretenen Zweifel ausrotten könnten!

Nicht nur Gott ist instrumentenschwach geworden, sondern auch der Mensch. Der Mensch könnte – wie alles in der Natur – durchaus nur eine vorübergehende Zeiterscheinung oder Schwankung in der Evolution sein. Ungefähr so wie die Dinosaurier, die zunächst den Planeten bevölkerten, dann während Jahrhunderten als Drachen durch die Mythen geisterten und schließlich im 20. Jahrhundert in Film, Dokumentation oder Science-Fiction wiederauferstanden. Ähnliches könnte auch dem Mensch passieren. Denn seit dem Teleskop ist nichts mehr ausgeschlossen.

GOTT IST TOT, ES LEBE DER KÖRPER.

Wo nur vorläufige Wahrheiten als Wahrscheinlichkeiten regieren, sind Überraschungen ebenso vorstellbar wie nichts.

Vor lauter Unsicherheit weigern sich deshalb viele Menschen, sich eine eigene Meinung zu bilden. Sie weigern sich, die menschliche Urteilskraft anzuwenden. Die Philosophin Susan Neiman nimmt diesen Zweifel zum Anlass, um hier die Indifferenz der Moderne zu verorten.

»Die Metapher des Zuhause-Seins in der Welt ist recht alt. (...) Zuhause ist das Gewohnte – irgendein Ort, von dem man nun einmal aufbricht, und zu dem man zurückkehren kann, ohne Fragen beantworten zu müssen. Anscheinend ist das eine Metapher, die gut zu den abgeschwächten Erwartungen passt. Nicht mehr nach himmelragenden Türmen steht uns der Sinn; zu beweisen, dass wir in jener Kette des Seins leben, deren Glieder allesamt den Ruhm Gottes bezeugen, haben wir längst aufgegeben. Wir wollen nur noch die Sicherheit, dass wir irgendwo zu Hause sind. Das Fehlen einer derartigen Sicherheit ist eine Signatur der Moderne.« (Susan Neiman, Das Böse denken, S. 443)

Das philosophische Verschwinden der sichtbaren und gemeinsam wahrgenommenen Welt zeigt sich im Wachsen des Unsichtbaren. Was groß war, wird klein, was klein war, wird plötzlich mächtig. Interessanterweise kompensieren wir Menschen dann die überall feststellbaren Entkörperlichungen mit einer klischeehaften Inszenierung des Körpers. Das heißt: Je mehr realiter Menschen als echte Menschen mit all ihren unregelmäßigen Formen harmonisiert werden und somit in ihrer Eigenart eigentlich verschwinden, weil sie sich anpassen müssen, umso stärker werden dann medial die Menschen und hier insbesondere die Frauen als Abziehbilder inszeniert.

Es gibt einen Film, der die Absurdität dieser Vorgänge besonders gut verdeutlicht. Er heißt »The Truman Show«. In ihm wird ein Menschenleben inszeniert. Ständig von 5.000 Kameras – unsichtbar für ihn – gefilmt und von Schauspielern umgeben, »lebt« der Versicherungsvertreter Truman Burbank sein Leben als Fernsehshow, ohne es »wirklich« zu merken. Dieser Kamerablick ist nun vielen modernen Menschen nicht mehr fremd. Statt wirklich zu leben, bilden sie sich ständig und wie im Wahn ab und stellen diese Bilder dann auf ihre facebook-Seite, als ob sie dadurch ein Leben dokumentieren könnten, das sie vor lauter Fremdbildern gar nicht mehr wirklich erlebt haben. Sondern sie sehen sich nur noch im Bild.

Die Ursache für diese Veränderung ist das Teleskop. Zunächst eine Veränderung in der Betrachtung, dann aber überall, vor allem im Hinblick auf Raum und Zeit. Ohne Teleskop auch kein Einstein und keine Relativitätstheorie. Erst das Teleskop machte den Satz des Philosophen Immanuel Kant vernünftig:

»Die Zeit ist eine notwendige Vorstellung, die allen Anschauungen zum Grunde liegt. Man kann in Ansehung der Erscheinungen überhaupt die Zeit selbst nicht aufheben, ob man zwar ganz wohl die Erscheinungen aus der Zeit wegnehmen kann. Die Zeit ist also a priori gegeben. In ihr allein ist alle Wirklichkeit der Erscheinung möglich. Diese können insgesamt wegfallen, aber sie selbst (als die allgemeine Bedingung ihrer Möglichkeit), kann nicht aufgehoben werden.« (Immanuel Kant, Kritik der reinen Vernunft, B46/A 30-B46/A31, 5715)

Es ist eben alles in der Zeit, das die Zeit umfasst, wie schon Aristoteles sagte. Zeit ist deshalb nie ohne Raum. Ohne Raum gibt es auch keine Zeit. Es gibt nur die Raumzeit, was bedeutet, dass die Betrachtung sowohl Raum als auch Zeit gestalten kann. Damit ist mit dem Teleskop auch der Konstruktivismus geboren.

Was in punkto Raum und Zeit bei Physikern freudige Aktivität auslöst und inspirierend ist, nimmt bei den Menschen gleichzeitig schreckliche und brillante Formen an. Mit Ort und Zeit werden auch alle Werte relativ. Das klingt nur auf den ersten Blick gut. Auf den zweiten Blick entblößen sich somit alle Fratzen dieser Welt, die erst noch behaupten, alle gleich gültig zu sein. Denn wenn es keine kommunikative Verständigung in Glaube, Ethik, Moral, Politik gibt, dann ist alles relativ. Alles ist gleich gültig. Nur das Messinstrument gibt Auskunft.

Vergleichen wir die moderne Welt mit den Welten, die wir aus der Vergangenheit kennen, so fällt auf, dass alle bisherigen Werte, die Gesellschaften für sich und künftige Generationen definiert haben, schon längst völlig unsicher geworden sind. Modern betrachtet ist die Erde kein Mittelpunkt und der Himmel kein Paradies mehr, die Hölle schon längst erkaltet und das menschliche Leben auf die Zeit zwischen Geburt und Tod fixiert.

Für den Menschen heißt das: Obwohl der Mensch selbst nicht relativ ist, schließlich lebt er ja noch, ist alles um ihn herum relativ. Er kann eventuell auch in den Augen anderer Menschen völlig relativ, gleichgültig und unwichtig sein. Ein unangenehmer Gedanke. Ein Gedanke, der für eine liebevolle Gemeinschaft unter Menschen nicht wirklich förderlich ist.

Das weiß ein Denker, der als ziemlich schräger Maskenträger und als der Begründer der Moderne gilt: René Descartes. Wenn

schon alles außer Zahlen und Messungen nur vorläufige Wahrheiten sind, dann steht einfach alles in Zweifel. Der Typ ist diesbezüglich radikal und sagt sofort: »De omnibus dubitandum est«: Alles steht im Zweifel. Nun ist nichts mehr sicher. Weder vor diesem Satz, noch vor Descartes, noch vor dieser welterschütternden Einsicht.
Descartes ist der Philosoph, der nicht gerne redet und am liebsten eine Maschine wäre. Mit ihm erobert der Zweifel nun die Welt.

Die einzig gültige Gegenstrategie zum Zweifel besteht im Vermessen, Wiegen, Schauen, Zählen oder – im religiösen Kontext – im Behaupten. Eine ziemlich stumme und banale Angelegenheit, die jedoch – überhaupt nicht banal – das Gesicht der Welt und die Gesichter der Menschen radikal verändert hat. Ohne Teleskop, ohne Descartes, ohne Zweifel kein technischer Fortschritt, keine industrielle und keine kommunikative Revolution.

Der Zweifel beginnt also sein geniales Treiben in der modernen Welt. Die Welt wird von nun an nicht mehr von Menschen diskutiert, konstruiert, verändert, angenommen, verworfen, gedacht, sondern hey: Sie wird vermessen. Schließlich gelten die Zahlen in Zeiten der Unsicherheit als das einzig Verlässliche. Zudem zeigt die Politik – und mit ihr die Menschen – unpräzise Irrationalitäten. Die menschliche Vernunft dauert viel länger als ein neues Rechenmodell, deshalb wollen die Vermesser dieser Welt alles berechnen, kalkulieren und kontrollieren. Dieser Prozess ist schon sehr weit fortgeschritten oder, Hand aufs Herz: Haben Sie sich nicht auch schon unglaublich über die ständigen Umfragen zu Wahlen geärgert? Statt dass wir über Wahlprogramme und die Menschen diskutieren, die diese ausführen sollten, unterhalten sich die Medienverantwortlichen ständig über Umfragewerte.

Wie absurd Herrschaft und Ohnmacht aussieht in einer Regelgesellschaft, die ihren eigenen Gesetzen genügt, zeigt Peter

Greenaway in seinem Film »Drowning by numbers« von 1988, der aus seltsamen Gründen auf Deutsch »Die Verschwörung der Frauen« heißt. Im Film ertränken drei Frauengenerationen ihre jeweiligen Ehemänner, doch dreht sich alles um das surreale Spiel eigensinniger Zahlenlogik. Mit einem makabren, fatalistischen Schluss nimmt Peter Greenaway das Thema der Werterelativität auf: Das menschliche Dasein ist durch keine Regeln, schon gar nicht durch numerische geschützt. »Drowning by numbers« ist ein kaleidoskopischer Film, der viele Themen so aufgreift, dass sie zur Diskussion, zu Widerspruch und zum Weiterdenken anregen. Einmal mehr zeigt darin der Filmemacher Greenaway, wieviel er von Philosophie, dem Spiel zwischen Fiktion und Realität versteht, welches er in berauschende Bilder umsetzt. »Drowning by numbers« ist eine schöne Zusammenfassung für meine Gegenwartsanalyse, die vor allem im Zählen statt im Denken besteht.

Der Raum, einmal gezählt, die Zeit, einmal erfasst, verkleinert sich von Tag zu Tag und zerrinnt von Sekunde zu Sekunde. Die Welt ist kleiner geworden. Plötzlich geht alles unglaublich schnell. So schnell, dass die größten Einheiten schon längst nicht mehr vorstellbar und die kleinsten Einheiten noch nicht entdeckt sind. Der Zeitphilosoph Rosa erzählt spannend, wie sehr wir in einer beschleunigten Welt stecken, aus welcher wir manchmal kaum richtig herausfinden.

Dieser Dynamik der technischen Entwicklung hält die Sprache nicht stand. Mit der sprachlichen Krise treten ernsthafte politische Krisen in die Welt.

Menschen brauchen Sprache – vor allem Frauen, denn ihnen sagt man ja häufig ein besonders starkes Redebedürfnis nach. Durch Reden begreifen Menschen die Welt. Sie können mit Worten Zusammenhänge herstellen und Geschichten erzählen. Deshalb wäre es eigentlich besser, die Technik nicht einfach auf die Menschen loszulassen, sondern sie mit Sprache auch begreiflich zu machen. Täte man dies, wären bestimmte Techniken wohl von Anfang an in ihrer Dimension und in ihrer schwerwiegenden ethischen Wirkung klarer. Doch im Moment hecheln die Menschen mit ihrer Sprache aller technischen Entwicklung ohnmächtig hinterher. Deshalb können dann Politikerinnen und Politiker von Sachzwängen reden, so als hätten Menschen keine Alternativen mehr. Doch ein Leben ohne Vielfalt und Veränderung ist eher ein Gefängnis als die moderne Versprechung der Freiheit.

DIE HERRSCHAFT DER ZAHLEN BESEITIGT DEN MENSCHEN.

Die technischen Wissenschaften reden heute in einer mathematischen Symbolsprache. Wenn sie diese übersetzen, in Bilder fassen, wird die Macht nur repliziert statt diskutiert, was ja auch bei der Finanzkrise zu spüren war. Da wurden schlechte Kredite in mathematische Formel gepackt und mit einem ausgeklügelten System uns Menschen dann als gültige Luxuspakete verkauft.

Sehen Sie, wie irrsinnig solche Mechanismen mittlerweile geworden sind?

Aus Formeln schafft man sich keine Welt, die den Menschen und ihrer Sprache gerecht wird, weil Formeln Regeln voraussetzen, die sich Menschen zuerst via Verständigung geben wollen. Daher stammt auch das große Unbehagen vieler älteren Frauen. Denn sie werden mehr und mehr wie Kleidungsstücke behandelt, die man in die Altkleidersammlung gibt.

Meine Freundin Gisela, eine wunderbare Theaterautorin, hörte von ihrem Intendanten, dass er ihr neues Theaterstück zwar außerordentlich wichtig, spannend, gut geschrieben, lustig und interessant finde, dass er sie aber unmöglich »hypen« könne und deshalb auf das Stück verzichten müsse. »Hypen«? Wen denn und was denn? Gisela galt dem Intendanten als Person nicht genügend vermarktbar. Er verzichtete also auf Worte,

Sprache, auf ein spannendes Theaterstück, weil die Autorin den biologischen Regeln, wer Theaterstücke veröffentlichen darf, nicht mehr entsprach.

»Denn was immer Menschen tun, erkennen, erfahren oder wissen, wird sinnvoll nur in dem Maß, in dem darüber gesprochen werden kann. Es mag Wahrheiten geben, die jenseits des Sprechenden liegen, und sie mögen für den Menschen, sofern er auch im Singular, d. h. außerhalb des politischen Bereichs im weitesten Verstand, existiert, von größtem Belang sein. Sofern wir im Plural existieren, und das heißt, sofern wir in dieser Welt leben, uns bewegen und handeln, hat nur das Sinn, worüber wir miteinander oder wohl auch mit uns selber sprechen können, was im Sprechen einen Sinn ergibt.« (Hannah Arendt, Vita Activa, S. 12)

Die Unsicherheit, die Dynamik von Ort und Zeit verunsichert alle Menschen. Selbst die, die nicht darüber nachdenken oder nur, wie die diversen Dschungelcampteilnehmer, blubbern, realisieren: Irgendwas läuft verdammt schief. Hier wäre eine großangelegte Diskussion und ständiger Widerspruch gegen Zahlen, Quoten und Ratings wichtig. Doch stattdessen werden Talkrunden über die Ergebnisse dieser absurden Herrschaft der Zahlen inszeniert, statt die Ursachen zu erforschen.

Nochmals: Wenn Menschen sich nur noch mit ihrem Körper beschäftigen, ist dies nicht »normal«, sondern Ausdruck einer großen Verunsicherung, was der Mensch denn noch ist außer Körper. Anorexie, Bulimie, Dysmorphia (gestörtes Körperbild) haben tiefgehende philosophische und politische Ursachen, und die Prävention könnte darin bestehen, von Vermessungsmodellen und dieser Zahlenideologie Abstand zu nehmen. Doch auch an unseren Fachhochschulen und Universitäten findet das Denken immer weniger unter Menschen statt, sondern wird Maschinen überlassen und in Zahlen und Rechenmodelle verpackt. Sie ahnen gar nicht, wie sehr sich die jungen Studentinnen und Studenten mit irgendwelchen Kreditpunkten herumschlagen müssen, grad so, als wären sie Schuldner bei einer Bildungsbank! Das hat mit der Aufklärung und dem humanistischen Bildungsideal nun wirklich nichts mehr zu tun.

In unserer globalen Welt verstärkt sich der Trend von Sprachen weg zu sogenannten objektiven Zahlen. Ist ja klar: Politiker und Politikerinnen aller Welt können Bilanzen lesen, selbst wenn sie kein einziges Wort Neugriechisch sprechen. Dass sie damit aber oft den Kern der Probleme verkennen und den Menschen schaden, zeigt die Eurokrise deutlicher als jede andere politische Krise, die wir in den letzten Jahren durchlebten. Doch hey: Zahlen können alle Fremdsprachen, da sie nur in ein und derselben Logik sprechen. Sehen Sie, wie seltsam das ist?

Die Menschen sind deshalb zum Messen, zum Sehen und zum Beobachten schon fast verdammt. Dabei bleibt jede Ethik und Menschlichkeit auf der Strecke. Rechnungen konstruieren ein System ohne Sinn und menschliche Urteilskraft. Deshalb sind auch Marktgesetze – genau wie Rechnungen – ohne Moral. Wie diese beziehen sich Marktgesetze nur auf eine Relation, die als absolut gesetzt wird. Mit menschlicher Vernunft, Urteilskraft, Leistung und Kompetenz haben die meisten Marktgesetze in den westlichen Industriegesellschaften heutzutage nur noch am Rande etwas zu tun. So gibt es Bestimmungen, die mit nichts zusammenhängen müssen und dennoch perfekt weiterfunktionieren, wie beispielsweise Wertschöpfung ohne Leistung, oder Mehrwert ohne Kompetenz bei den zahlreichen Berühmtheiten. Deshalb arbeiten ja auch die Hedgefonds mit Regeln, die in meinen Augen völlig unethisch, mathematisch aber sauber sind. Haben Sie nicht auch schon über die Leerverkäufe an den Börsenplätzen gelacht? Leerverkäufe, hallo?

Denken ist innerhalb der Zahlen möglich, doch verständlicherweise manchmal wie die Quadratur des Kreises. Denn die Zahlen sind manchmal wirklich kompliziert. Sie werden auch bewusst komplex gehalten, weil ja zwischendurch jemand fragen könnte: Aber kann man das wirklich *so* berechnen? Und: Muss man das berechnen? Kann man das nicht einfach via Urteilskraft und menschlicher Erfahrung erklären? Nein.

Zahlen sind sicher, Menschen nicht. Deshalb sind alle Menschen äußerst unsicher bezüglich ihrer Fähigkeit, das, was sie sehen, auch zu erklären und zu verändern. Sie können sich zudem immer weniger mit anderen Menschen darüber unterhalten. Denn so, wie die Welt gesehen wird, ist sie vielleicht gar nicht »wirklich«.

So werden die Menschen mehr und mehr Teil eines Systems, einer Menge, die der einzigen Logik genügt, die »wirklich« gilt. Eine nicht-kommunikative, dafür instrumentelle und rechnerische Logik. Eine Logik, die gleichzeitig Allmacht und Ohnmacht verspricht. Die übrigens mit der Allmacht und Ohnmacht der fundamentalistischen Religionen identisch ist. Denn auch in diesen sind Menschen immer nur Teil eines Systems, das einzig und allein auf das Reich Gottes, auf Allah, Buddha oder Jahwe u. a. ausgerichtet ist. Sich eventuell über diese Logik zu unterhalten, ist an vielen Orten dieser Welt oft immer noch tödlich. Da sind Diskussionen mit Wissenschaftlern über die Allmacht der Vernunft in jedem Fall vorzuziehen, selbst wenn aufgrund der fixen Voraussetzungen hohe Hürden bestehen.

Die modernen Unsicherheiten zeigen, dass der sprachlose, das heißt auch politisch nicht begleitete technische Fortschritt Dynamiken mit sich bringt, die der Menschheit menschliche, soziale, ökonomische und neuerdings auch klimatische Erschütterungen bisher nicht gekannten Ausmaßes bescheren.

Sie sehen, das Teleskop hat es wirklich in sich! Seit über 500 Jahren ist die Welt so relativiert worden, dass wir als Menschen oft vergessen, was sie zusammenhält.

Doch es kommt noch dicker.

Da das Teleskop den Blick völlig unsicher gemacht hat, bleibt neben dem Verlass auf selbstredende Regeln und Zahlen nur noch ein Ausweg. Es ist der Blick nach innen: »Cogito ergo sum« ist also der nächste und viel bekanntere Satz Descartes': »Ich denke, also bin ich«. Dass »ich bin« ist also sicher. Und seit Descartes hört die Innenschau nicht mehr auf. Hier beginnt die Singlegesellschaft der Moderne.

Es ist zwar nicht wirklich viel tröstlicher als der omnipräsente Zweifel, aber immerhin: Ich bin da, weil ich noch denken kann, dass ich da bin –, während ich mir über die Welt diesbezüglich nicht sicher bin.

Mit Descartes' Zweifel wird gleichzeitig die Hierarchie des Denkens über das Fühlen und das Sprechen festgelegt. Denn die Sicherheit, zu sehen, zu fühlen, zu schmecken, zu sprechen, »was ist«, ist verschwunden. Die Fixpunkte – außer der des Rechnens – sind dahin. Die vor der Erfindung des Teleskops selbstverständlich geltenden Werte stehen nun auch zur Diskussion. Ist die Welt schon keine Scheibe mehr, wer sagt dann, dass der Mensch noch göttlich ist? »Göttlich« im Sinne von positiv menschlich? Vielleicht ist »göttlich« wie die »Scheibe«, die sich als rund herausstellt und auch kein Mittelpunkt des Weltalls ist. Mit dem Zweifel, mit der Hierarchie des Denkens, der Norm über Sprache und Menschliches stehen alle Werte zur Disposition. Die Werte verschwinden mehr und mehr, da sie immer nur als relativ gelten. Es gibt keine sprechenden und allgemeingültigen Werte mehr. Kurz, die Welt der Werte ist für immer verloren. Nicht nur das. Mit der obsessiven Innenschau werden alle Werte schließlich privatisiert. Als private Relation sind jedoch alle Werte gleich gültig.

Leider fehlen hierzu die öffentlichen Diskussionen, doch immerhin zeugt die moderne Kunst immer wieder von dem Verlust der menschlichen Werte durch eine Gesellschaft, welche sich nur noch auf die Materie konzentriert.

Schauen wir – aus Copyrightgründen nur in unserer Imagination – auf den mit 8601 Diamanten besetzten Schädel des Künstlers Damien Hirst. Unter dem Titel »For the Love of God« – steht das Kunstwerk für 50 Millionen englische Pfund in der White Cube Gallery zum Verkauf. Mit kalter Präzision verwandelt Hirst einen Menschenschädel aus dem 18. Jahrhundert in ein unermesslich teures Kunstwerk. Dass er seinen Schädel auch noch als »For the Love of God« bezeichnet, ist schon fast blasphemisch wahrheitsnah. Denn »jenseits von Gut und Böse« erhalten Totenköpfe mit Diamenten versetzt unendlichen Wert, während lebendige Menschen mit einem viel kleineren Preisschild ihr Schicksal meistern müssen. Hirsts Kunst ist genial aus mehreren Gründen. Verwerflich aus ebenso vielen. Aber wahrhaftig auf jeden Fall.

Alles fällt also auf den Menschen zurück. Auch davon erzählt uns die Kunst. Die Innenschau der Moderne wird nun bis zum Exzess betrieben. Der britische Künstler Antony Gormley reproduziert mit seinen eigenen Körpersäften mehrere tausend Bilder ausschließlich von sich selbst, Marc Quinn formt eine Büste, die »nine pints« seines eigenen Blutes enthält, Tracey Enim exhibitioniert ihr Bett mit Originalbettlaken, intimen Erinnerungsstücken und Körpersäften. Künstler und Künstlerinnen schauen uns durch ihre Werke in die Augen. Sie manifestieren sich und ihre Welt in der Transformation ihrer Kunst.

Es könnte also sein, dass die Orientierung an nichts, d. h. dem völligen Fehlen einer Unterscheidungskraft zwischen öffentlich und privat, den Menschen selbst schon zum Nichts (zum menschlich nicht Verständlichen), sprich zum Preisschild, gemacht hat. Davon spricht die Kulturphilosophin Christina von Braun, die zeigt, dass Menschen heute mehr und mehr als lebendige Münze für die Finanzmärkte herhalten müssen.

Für uns Menschen bedeutet das, dass wir so unseres wesentlichen Wertes beraubt sind. Wir sind verwirtschaftlicht, durchökonomisiert. Diese Berechnungen schleichen sich nun in Beziehungen zwischen den Menschen ein. Sie verwischen Werte, sie lassen uns vergessen, was wichtig oder unwichtig ist. Sie machen langfristige Werte relativ. Sie haben ihren Partner satt? Der Markt ist groß, die Freiheit auch, weshalb denn noch verweilen?

Wenn alle menschlichen Belange zwischen Menschen auf Waren, auf Dinge, auf Materie und Privatrecht reduziert werden, dann findet eine große Vereinsamung des Menschen statt. Der lebendige Austausch wird vernichtet. Deshalb geben Menschen auch gar nichts mehr von sich selbst preis, es sei denn vor der Kamera, die eine völlige Entwürdigung möglich macht. Gemeinsame Überzeugungen lassen sich in einer Welt, die sich nur noch aus einer Relativität ergibt, schlecht herstellen. Kurzfristigkeit in allen Belangen schleicht sich ein. Der One-Night-Stand wird zum Lebensmodell. Die Lebenszeit muss sich mit möglichst vielen kurzfristigen Episoden und Konsum auffüllen, das lernen wir aus den Zahlen und dem Verlust der sinnlichen Welt.

In der Moderne geht die Sicherheit verloren, wie mit Wissen um Wahrheit und Wirklichkeit umzugehen ist, sowie das Vermögen zu glauben und zu vertrauen – und damit auch die kommunikative Verständigung darüber, was Menschen außer ihrem Zählwert vielleicht alles noch sind. Nicht nur die Welt befindet sich in der Krise, sondern eben auch der Mensch.

Während alles Große, Wichtige, Entscheidende, Umwälzende nicht mehr beredet wird, da die Innovationen mit gesundem Menschenverstand kaum mehr fassbar sind, reden die Menschen dafür über alles Kleine, Unwichtige, Nichtentscheidende und völlig irrelevant Normale. Kitsch ist eben in. In aller Öffentlichkeit entblättern Menschen ihr Intimleben, während sie sich über die wichtigsten menschlichen Belange nicht austauschen. Verrückt, nicht?

Überall Hektik, Aktivität, Zahlen, Darstellungen, Bilder – ein rastloses Kaleidoskop. Dabei vergessen wir, dass der Mensch selten aktiver ist als genau dann, wenn er nichts tut.

»Die Erfahrung des Denkens hat seit eh und je, vielleicht zu Unrecht, als ein Vorrecht der Wenigen gegolten, aber gerade darum darf man vielleicht annehmen, dass diese Wenigen auch heute nicht weniger geworden sind. Dies mag von nicht zu großer Bedeutung oder doch von nur sehr eingeschränkter Bedeutung für die Zukunft der Welt sein, die nicht vom Denken, sondern von der Macht handelnder Menschen abhängt: es ist nicht irrelevant für die Zukunft des Menschen. Denn hätten wir die verschiedenen Tätigkeiten der vita activa lediglich von der Frage her betrachtet, welche von ihnen die ›tätigste‹ ist und in welcher sich die Erfahrung des Tätigseins am reinsten ausspricht, dann hätte sich vermutlich ergeben, dass das reine Denken alle Tätigkeiten an schierem Tätigsein übertrifft. Diejenigen, die sich in der Erfahrung des Denkens auskennen, werden schwerlich umhinkönnen, dem Ausspruch Catos zuzustimmen: ›numquam se plus agere quam nihil cum ageret, numquam minus solum esse quam cum solus esset‹, was übersetzt etwa heißt: ›Niemals ist man tätiger, als wenn man dem äußeren Anschein nach nichts tut, niemals ist man weniger allein, als wenn man in der Einsamkeit mit sich allein ist.‹« (Hannah Arendt, Vita Activa, S. 414-415)

EIN PORNODARSTELLER SCHLÄFT AM LIEBSTEN MIT SEINEN PLÜSCHTIEREN.

Die Signatur der Moderne – und damit beende ich meine philosophische Abhandlung – besteht also unter anderem in einem komplexen Zusammenspiel von Instrument und Objekt, von Ort und Gefühl, von Mensch und Sinn, von Körper und Sprache. Diese höchst philosophischen Vorgänge manifestieren sich nun in unserem Alltag. Sie dürfen nun ausatmen, ab jetzt bin ich leichter zu lesen!

Kranken beispielsweise wird nicht mehr wirklich zugehört, sondern sie werden sofort zum Röntgen, zum Ultraschall oder in den Computertomographen gesteckt. Wurden früher Krankheiten als Ausdruck des betroffenen Menschen verstanden, sind sie heutzutage nur ein zu behebender Mangel eines durchschnittlichen Systems. Messwerte sagen uns dann, wie es um uns steht. Die Kranken erzählen nur noch am Anfang etwas von ihrer Krankheit, dann müssen sie schweigen, denn dann übernehmen die Instrumente. Der Arzt mit seiner menschlichen Urteilskraft steht abseits. Die diversen Gesundheitsstatistiken machen das möglich. Die neuen Assistenzärzte müssen nichts mehr über Menschen, dafür alles über statistische Methoden wissen. So wird man dann nicht mehr als Patient im Krankenhaus aufgenommen, sondern als Krankengut eingeliefert. Und wie fühlt man sich dabei? Ausgeliefert. Eben.

UNITED STATES OF CALORIES

Mein Horrorjahr zwischen Barbies und Burgern

Ich erzähle Ihnen eine ganz persönliche Geschichte. Wie sehr der Blick auf den eigenen Körper vom jeweiligen kulturellen Umfeld geprägt wird, musste ich auf schmerzhafte Weise selbst erfahren, als ich mit 16 Jahren das erste Mal in die USA ging.

Bis ich 16 war, kümmerte ich mich nicht weiter um meinen Körper. Ich war dünn wie eine Bohnenstange, obwohl ich essen konnte wie ein Scheunendrescher. Aber als Naturkind sauste ich eben den ganzen Tag durch die Gegend und konnte keine Sekunde stillsitzen.

Zwei Wochen in Kalifornien genügten, um mir mein Körpergefühl zu nehmen. Ich war aus dem klassisch bürgerlich-altgriechischen Gymnasium für ein Austauschjahr in die USA gegangen. Dort aß ich wie gewohnt, realisierte indessen nicht, dass die Essensportionen viel, viel größer waren als in Europa. Ein für die Amerikaner normales Croissant hatte den Umfang meines Unterarmes. Hüttenkäse kam nur in Halbkilo-Packungen daher, Joghurt ebenso. Da eben die Portionen so groß waren, merkte ich, dass ich mich selbst belog, indem ich mir einredete, ich würde ja nur die »normale« Ration zu mir nehmen. Innerhalb kürzester Zeit ging ich auf wie ein Hefeküchlein. Trotz einer Stunde Laufen pro Tag fehlten mir die natürlichen Alltagsaktivitäten wie beispielsweise zur U-Bahn gehen, in der Stadt schlendern, die Treppen zu Fuß hochgehen oder Rad zu fahren. Mein TV-Konsum vervierfachte sich. Damals hätte mich Hannah Arendts Satz »Wer nur ein Privatleben führt, verkümmert früher oder später als Mensch« gerettet – doch so musste ich ihn leider schmerzlich am eigenen Leib erfahren.

Die Einsamkeit, sich als grundsätzlich zufriedener Mensch in seinem Körper vor dem Fernseher oder im Auto eingesperrt zu fühlen, während die Bilder um mich herum alle von gestählten, gesunden Supermodelkörpern nur so strotzten, war unbeschreiblich. Ich fühlte mich einer Welt ausgesetzt, die einem völlig unwirklichen weiblichen Barbie-Körper huldigte und gleichzeitig die weibliche Macht und Stimme, die weibliche Subjektivität, unfassbar brutal verachtete.
Ungläubig starrte ich nach zwei Wochen auf meine Jeans, als ich den Reißverschluss nicht mehr schließen konnte. Zwei Wochen nur dauerte es – und ich fühlte mich fett! Eigentlich war ich nur ein bisschen dicker als normal, doch das kam aufs Selbe hinaus. Bei jedem neuen Pfund fühlte ich mich schlechter, so, als hätte ich als Mensch versagt.

Von da an begann die Schreckensherrschaft der Diäten, der Fremdbilder und der Amerikanisierung meines Selbst. Ich begann, mit Freundinnen übers Essen zu reden und realisierte, dass die meisten Amerikanerinnen schon mit fünf Jahren Essstörungen hatten. Ich tauchte in den Psychostress junger Mädchen ein, der mir bis dato vollkommen fremd gewesen war. Glücklicherweise war ich intelligent genug, um nicht der weitverbreiteten kalifornischen Kultur des Fressens und Kotzens anheimzufallen, denn das verbot mir meine Selbstachtung. Trotzdem war es eine der traumatischsten Erfahrungen meines Lebens. Was vorher Regula war, wurde in der amerikanischen Fett-Gesellschaft zu einer entfremdeten Frau, die, statt ihre Zeit Bücher lesend, mit Freunden spielend und die Welt entdeckend zu verbringen, ständig von einem Big-Brother-Auge auf ihren unförmigen Körper verfolgt wurde.
Mein gesamtes Amerikajahr verbrachte ich damit, mich dem katastrophalen Barbie-Phänomen zu opfern. Einzig die Lehrer hielten mich am Leben. Sie lenkten mich von der Katastrophe, in eine mir vollkommen fremde Gesellschaft der äußeren Werte geworfen worden zu sein, ab. Einer Gesellschaft, an deren aalglatter Fassade jedes Gefühl abglitt und in der Kanalisation des Konsums entsorgt wurde.

Meine Lehrer ließen mich die Verletzungen, die mir von einem Tag auf den anderen via Fremdbild und eigenem Blick zugefügt wurden, eine Zeitlang vergessen. Sie gaben mir den Mut zu lernen, Theater zu spielen, Sport zu treiben und Musik zu machen. Ohne diese Unterstützung, ohne diesen wahrhaft american spirit des »You can do it« wäre ich in meinem Beruf nie so weit gekommen wie heute. Und genau das war die schöne Seite meines Austauschjahres. Trotzdem war dieses Gefühl, nicht mehr »Herrin im eigenen Haus zu sein« und von etwas anderem als von Lust am Essen, Lieben, an Bildung und Musik getrieben zu sein, absolut furchtbar.

Essstörungen töten nicht nur den Körper, sie töten vor allem die Seele.

»Zahllose Frauen und Männer in der westlichen Welt leiden an einer gravierenden Essstörung: einem privaten, gewalttätigen Ausdruck des kulturellen Traumas, das entsteht, wenn der weibliche Körper als kommerzielle Ressource angeeignet und die Frau als industrielles Produktionsmittel verstanden wird. Seit 1999 ist die Anzahl der Teenager, die mit anorexia nervosa in die Klinik eingewiesen werden, um 80 % gestiegen. Täglich wird uns Frauen klargemacht, dass wir hungriger, schlampiger, hässlicher, bedürftiger, ärgerlicher, mächtiger und weniger perfekt sind, als wir sein sollten. Es ist viel mühsamer, dieser Kultur des Kritisierens und der daraus folgenden Herabsetzung des Selbstwertgefühls die Stirn zu bieten, als die Scham darüber einfach wegzuhungern. Der Triumph des freiwilligen Hungerns ist die größte Niederlage des Feminismus in der westlichen Welt.« (Laurie Penny, Fleischmarkt, S. 45-46)

Die britische Kolumnistin und Bloggerin Penny beschreibt perfekt, was ich als Austauschstudentin erleben musste: Ich begann, mich für mein eigenes Fleisch zu verachten. Die perverse und alles beherrschende Frauenverachtungsrhetorik in den Medien bewirkte, dass mein bis dahin gesundes Selbstwertgefühl als Mensch und als Frau beschädigt wurde. »Der Schmerz ist körperlich, politisch und ebenso eine Reaktion gegen die aufdringliche Wirkung des Schönheitsfaschismus wie eine Unterwerfung unter die Verdinglichung«, meint Laurie Penny in »Fleischmarkt« auf Seite 48 weiter. Ich konnte jedoch von Glück reden, dass ich schon 16 Jahre alt war, als ich von dieser Körperhass-Welle überflutet wurde. Die meisten amerikanischen und deutschen Mädchen, die von klein auf mit den unerfüllbaren Ansprüchen der casting-shows und der Werbeindustrie konfrontiert werden, haben dieses Glück nicht.

Wieder zurück in Europa, normalisierte sich mein Körpergefühl sofort. Zudem galten zu meiner Zeit noch Bildung und Studium als weibliches Karriereziel und nicht der Umfang meiner Oberschenkel. Ich schwor mir, dass mir so etwas nie mehr passieren würde! In den USA bekam ich von meinen Freundinnen jede Diät aufgeschwatzt, die mich nur noch dicker machte, in Europa fielen die Pfunde ohne Diät mit meinem wiedergewonnenen Lebens- und Selbstwertgefühl.

Den Verlust meiner Unabhängigkeit von Essen, der Zwang sich ständig im Spiegel zu betrachten, die ständigen Gedanken zu meinem Aussehen, die unerbittliche Kontrolle und Bestrafung, der unglaubliche Narzissmus, der meinen bis dahin immer unbeschwerten Umgang mit Jungs und Männern völlig zerstörte, dieses Gefühl werde ich nie vergessen.

Die Publizistin Natasha Walter hat meine ureigene Erfahrung in »Living Dolls« als »den neuen Sexismus« beschrieben. Sie erklärt mit eindrücklichen Beispielen, weshalb junge Frauen heute lieber schön als schlau sein wollen. So hat auch Natasha Walter aufgeweckte Studentinnen, die mit Herz und Seele mitten in ihrem Studium stecken. Doch sobald die Diskussion auf den weiblichen Körper kommt, verdunkeln sich die Gesichter der jungen Frauen. Die Frauen fühlen sich gespalten: in Studium und Beruf erfolgreich, im eigenen Körper wie in einem Gefängnis festgehalten.

Ich zeige Ihnen im nächsten Kapitel, dass die Essstörungen, die Schönheitsoperationen, die Pathologisierung der Frauenkörper, endlich auch vor einem philosophischen Hintergrund betrachtet werden sollten. Denn wie Frauen mit sich und ihrem Körper umgehen und welche Formen sie aufweisen, ist nicht nur ein Frauen-, sondern ein gesellschaftliches Problem.

Da wir aber immer nur innerhalb unserer eigenen Zeit und der ihr eigenen Werte existieren, gibt es auch keine absoluten Kriterien für richtig und falsch.
Lassen Sie sich also nicht mehr unkritisch von der Wissenschaft vorschreiben, wie Sie sich als Frau in Ihrem Körper zu fühlen haben!

Denn: Nicht Ihr Körper ist falsch, sondern die Zeit, in der Sie leben!

Vom griechischen »Erkenne Dich selbst« sind wir nämlich schon längst beim »Verschönere Dich selbst« gelandet. Vielleicht ist es an der Zeit, zuerst einmal all das zu erkennen, was wir mit Bestimmtheit nicht sein wollen.

DIE BÖSE KÖNIGIN UND IHR SPIEGEL

Warum wir unseren Verstand im OP-Saal der Schönheitschirurgen abgeben

Kennen Sie das Gefühl, ständig sich selbst von außen zu beobachten? Ich glaube, das ist besonders Frauen nicht fremd. Immer sind sie den Blicken anderer ausgesetzt oder, noch unbarmherziger, ihrem eigenen Blick. Die Art, sich selbst und den eigenen Körper ständig kritisch zu beäugen, macht krank. Die Unsicherheit wächst mit dem gnadenlosen Bild der Hochglanzmagazine, die uns ständig dazu ermuntern, Vergleiche anzustellen. Ein Soll-Ist-Abgleich, in dem es nur Verliererinnen gibt.

Von der Krise eines Menschenbildes, das sich in einer fehlgeleiteten Kommunikation zwischen dem Subjekt Frau und ihrer Spiegelung ausdrückt, erzählen schon die Gebrüder Grimm in »Schneewittchen«:

Es war einmal mitten im Winter, und die Schneeflocken fielen wie Federn vom Himmel herab. Da saß eine Königin an einem Fenster, das einen Rahmen von schwarzem Ebenholz hatte, und nähte. Und wie sie so nähte und nach dem Schnee aufblickte, stach sie sich mit der Nadel in den Finger, und es fielen drei Tropfen Blut in den Schnee. Und weil das Rote im weißen Schnee so schön aussah, dachte sie bei sich: Hätt' ich ein Kind, so weiß wie Schnee, so rot wie Blut und so schwarz wie das Holz an dem Rahmen! Bald darauf bekam sie ein Töchterlein, das war so weiß wie Schnee, so rot wie Blut und so schwarzhaarig wie Ebenholz. Es ward darum Schneewittchen genannt. Und wie das Kind geboren war, starb die Königin.
Über ein Jahr nahm sich der König eine andere Gemahlin. Es war eine schöne Frau, aber sie war stolz und übermütig und konnte nicht leiden, dass sie an Schönheit von jemand sollte

übertroffen werden. Sie hatte einen wunderbaren Spiegel, wenn sie vor den trat und sich darin beschaute, sprach sie:

»Spieglein, Spieglein an der Wand,
wer ist die Schönste im ganzen Land?«

so antwortete der Spiegel:

»Frau Königin, Ihr seid die Schönste im Land.«

Da war sie zufrieden, denn sie wusste, dass der Spiegel die Wahrheit sprach. Schneewittchen aber wuchs heran und wurde immer schöner. Als es sieben Jahre alt war, war es so schön wie der klare Tag und schöner als die Königin selbst. Als diese einmal ihren Spiegel fragte:

»Spieglein, Spieglein an der Wand,
wer ist die Schönste im ganzen Land?«

so antwortete er:

»Frau Königin, Ihr seid die Schönste hier,
aber Schneewittchen ist tausendmal schöner als Ihr.«

Da erschrak die Königin und ward gelb und grün vor Neid. Von Stund' an, wenn sie Schneewittchen erblickte, kehrte sich ihr das Herz im Leibe herum, so hasste sie das Mädchen. Und der Neid und Hochmut wuchsen wie ein Unkraut in ihrem Herzen immer höher, dass sie Tag und Nacht keine Ruhe mehr hatte. Da rief sie einen Jäger und sprach:

»Bring das Kind hinaus in den Wald, ich will's nicht mehr vor meinen Augen sehen. Du sollst es töten und mir Lunge und Leber zum Wahrzeichen mitbringen.«

»Es war einmal« – Das ist die Geschichte einer verzweifelten Königin, welche ihr Leben, ihren eigenen Wert von einem sprechenden Spiegel abhängig macht. »Frau Königin, Ihr seid die Schönste hier, aber Schneewittchen ist tausendmal schöner als Ihr!«

Das Märchen beschreibt mit dieser Einstiegsszene alle wichtigen Themen. Es geht um die Krise des Menschen mit seinem Bild. Die böse Königin schaut in den Spiegel, und der spricht ihr nicht gut zu, sondern spiegelt ein Bild von ihr zurück, das sie nicht sehen, nicht hören, nicht fühlen will.

Schneewittchens Stiefmutter wird vom Spiegel brutal ihr Recht auf ihr ganz individuelles Königinnendasein abgesprochen. Sie ist nicht mehr die Schönste – »Na und?«, würden wir ihr zurufen, und weiter : »Get over it!« Doch nein! Es ist eben nicht irgendwer, der ihr sagt, sie sei nicht mehr die Schönste, sondern ihr Spiegel!

Erkennen Sie, wie wichtig das für den Menschen ist? Wenn der Spiegel nur noch verletzend zu einem spricht, dann tut das verdammt weh. Genau so reagiert auch die Stiefmutter Schneewittchens, und anstatt sich darüber zu freuen, immerhin die Schönste hier zu sein, konzentriert sie sich nur noch auf das »tausendmal schöner«. Ein Ziel, das sie nie erreichen wird. Genauso wenig wie Sie und ich je mit den virtuell produzierten Models der großen Modehäuser werden konkurrieren können, die uns überall im öffentlichen Raum entgegenstarren!

Im Märchen nimmt alles eine dramatische Wendung: Botox, Hormonkur, Lifting, ja selbst eine Diät würden der verzweifelten Stiefmutter nicht helfen: Es gibt immer noch eine Schönere im Land! Also muss eine Vernichtungsstrategie her. Gelingt es schon der bösen Stiefmutter nicht, die Schönste im Land zu sein, so soll halt die Schönste, die erst noch einen Namen hat, sterben!

Wie in keinem anderen Märchen erzählt uns der »Schneewittchen«-Anfang von der Verzweiflung, die einen Menschen ergreift, wenn er/sie den Sinn seines/ihres Lebens nicht mehr erfüllen kann. Wenn der Spiegel des Selbst einem den Wert abspricht. Die böse Königin ist darauf versessen, die Schönste zu sein. Sie will nicht die Liebste, die Beste, die Klügste, die Lustigste, die Warmherzigste, die Mutigste, die Stärkste, die Handlungsmächtige, die Urteilskräftige sein ... nein! Sie muss schön sein. Der einzige Wert, den sie ihrem Dasein abgewinnen kann, liegt in ihrem Körper. Sie sieht sich nur, wenn sie gut aussieht. Es reicht aber nicht, dass sie einfach schön ist, neben all den anderen schönen Mädchen und Frauen. Nein! Sie muss die Schönste sein! Wie krank ist denn das? Und noch kranker: Wie kann sie in ihrem Wahn so weit gehen, dass sie Schneewittchen tatsächlich zu töten vermag?

Kommt Ihnen dieses Muster nicht bekannt vor? Erinnert Sie das nicht an Ihre täglichen Spiegelerlebnisse, die Sie entweder in Euphorie oder in eine schlechte Laune stürzen? Geht es Ihnen manchmal auch so, dass Sie sich wunderschön fühlen, gut in Ihrer Haut, Herrin im eigenen Körperhaus, und dann genügt ein Blick in den Spiegel oder ein völlig beschissenes Foto von Ihnen, um Sie sofort in eine Depression zu stürzen? Sie verlieren im Bild von einem Moment zum anderen Ihr Selbstwertgefühl. Sie sind verunsichert. Es gibt keine Beziehung mehr zwischen dem, was Sie fühlen und dem, was Sie sehen.

Die böse Königin ist von Werten besessen, die ihr nicht gut tun. Sie stellt dem Spiegel wieder und wieder die falsche Frage und wieder und wieder antwortet ihr der Spiegel wahrheitsgemäß. So wie ein Spiegel, ein Bild, respektive die gängigen Machtverhältnisse dies tun, wenn es den Menschen nicht gelingt, sinnvollere Fragen zu stellen.

Sie kennen also diese Spiegelerlebnisse? Nun ja, Sie gehen sicher nicht so weit wie die böse Königin, aus Wut und Enttäu-

schung über Ihren Spiegel alles in Frage zu stellen und das Schöne in der Welt mit Ihnen selbst zu vernichten: Trotzdem! Wie oft haben Sie sich vom Spiegel in Ihrem Lebensgefühl beirren lassen? Oft? Eben.
Nie? Ich gratuliere Ihnen! Sie haben es geschafft, nicht von der Meinung anderer oder vom Bild eines Spiegels zu leben, sondern nur in Ihrer eigenen Haut. Wunderbar!

Doch solch selbstsichere Menschen, die sich nicht verwirren lassen, gibt es unter Frauen selten. Denn hinter dem Spiegel und auch hinter der Meinung anderer steckt ein Wertesystem, das Ihnen wieder und wieder zeigt: Sie genügen nicht.

Frauen werden in unserer Zeit vorwiegend als Körper gespiegelt. Wussten Sie beispielsweise, dass Frauen in den Medien achtmal höhere Chancen haben, mit Bild in einer Zeitung zu erscheinen statt mit Namen, Titel und Funktion?

Ich hatte diesbezüglich ein sprechendes Erlebnis. 1999, als ich mit meinem jüngsten Sohn schwanger war, wurde ich vom Schweizer Fernsehen in meiner Funktion als Politologin zu den kommenden Wahlen im Herbst interviewt. Wie es so ist, gab ich einige Hintergrundbilder ab, in welchen ich, schwanger, schön, voller Lebensfreude, an den damaligen Wahlplakaten vorbeiging.
Ich schenkte dann dem jüngsten meiner drei Söhne das Leben, und die Zeit ging ins Land. Doch als in den Jahren 2002 bis 2004 in der Schweiz die Einführung der Mutterschaftsversicherung heiß diskutiert wurde (ja, Sie haben richtig gelesen: Mutterschaftsschutz gibt es erst seit dem 1. Januar 2005, 34 Jahre nach der Einführung des schweizerischen Stimm- und Wahlrechtes ...), mussten selbstverständlich im Schweizer Fernsehen gute Hintergrundbilder zum Thema »Frau, Mutter, Urlaub, Schwangerschaft und Politik« gefunden werden. Wie es dann so kam, fanden TV-Bildredakteure die Bilder von 1999. So lief ich auf einigen TV-Erzeugnissen auch 2002-2004 ständig als attraktive

Schwangere durch die Schweizer Fernsehkanäle. Da ich damals noch in Brüssel wohnte, hätte ich von meinem Glück nichts gemerkt, hätten mich nicht einige Freunde entsetzt angerufen und gefragt: »Bist Du schon wieder schwanger?«
Meinem ebenso angesehenen Politologiekollegen wäre das nie passiert. Nicht nur, weil er nicht schwanger werden kann, sondern weil es niemandem in den Sinn kommen würde, einen Experten unter der Bild-Kategorie »Mann« im Archiv zu verstauen. Männer sind in den Medien immer Individuen. Sie sind nicht Sohn von, Ehemann von, Vater von, sondern sie sind einfach sie selbst, während Frauen immer als Kollektive angesehen und behandelt werden. Haben Sie jemals schon von »Männerliteratur des 18. Jahrhunderts« gelesen? Eben.

»Der Mann sieht, die Frau wird gesehen«, brachte Simone de Beauvoir diesen Zusammenhang auf den Punkt. In zahlreichen Studien konnte ich belegen, wie statt Argumenten bei Politikerinnen das körperliche Erscheinungsbild in den Vordergrund gerückt wird. Auch wissenschaftliche Befunde zu Frauen gehorchen diesem Gesetz: Frauen haben gewissen Bildern zu entsprechen, und diese klischierten Wahrheiten werden dann auch erforscht.

Als ich mich schließlich bei der Schweizer Tagesschau beschwingt, ironisch und lustig beschwerte, dass hier offenbar ein Fehler passiert sei, war meine Karriere als Expertin bei dem betreffenden Sender beendet. Denn was nicht sein durfte, war die Diskussion über den Subjektstatus der Frau im Bild. Seit dieser Zeit habe ich etwas Verständnis für die böse Königin, die über dem Diktum des Spiegels verzweifelt. Denn sie weiß: Mit dem Spiegel zu argumentieren, kann die eigene Karriere gefährden.

Frauen werden also gerne gespiegelt, gezeigt, vermessen, kommentiert, aber hallo! Sie werden nur ungerne gehört. Vor allem, wenn sie reden, ohne sich ständig im Spiegel zu versichern, dass sie auch reden dürfen.

Frauen sind Körper, Männer Experten. Frau fragt, Mann antwortet. Moderatorinnen erinnern an die Nummerngirls alter Revuen, modern aufgepeppt. Ist Ihnen noch nie aufgefallen, dass Frauen, wenn sie denn überhaupt einmal etwas in Diskussionssendungen sagen dürfen, das nur entweder aufgrund ihres Amtes oder aufgrund des expliziten Frauenthemas tun? Oder erinnern Sie sich daran, einmal eine Frau zu Wirtschafts- oder Wissenschaftsthemen als Expertin in einer Talkrunde gesehen zu haben? Es ist offenbar ein Naturgesetz: Männer reden ständig zu allem Möglichen, ob sie nun Ahnung haben oder nicht, Frauen höchstens zu Frauenthemen oder sie reden, weil nur sie eingeladen werden konnten ... als Kanzlerin beispielsweise.

DER SPIEGEL VERZERRT DIE MENSCHLICHKEIT.

Sie glauben mir nicht? Hand aufs Herz! Wieviele zeitgenössische Denkerinnen und Expertinnen kennen Sie? Finden Sie innerhalb von fünf Minuten mindestens zehn Philosophinnen? Nicht? Heißt das, es gibt sie nicht – oder sie werden uns einfach nie in den Medien vorgestellt?

Wann wurde jemals eine Polit-oder Philosophiesendung im deutschen Fernsehen von einer Akademikerin und nicht von einer adretten Moderatorin geleitet? Richard David Precht schaffte es in seinen ersten drei Sendungen auf ganze drei Männer als Talkgäste. Ich bin gespannt, wie lange es dauern wird, bis er eine Frau zu einem grundlegenden Thema wie Gerechtigkeit, Freiheit, Sicherheit und nicht zu Gleichstellung einlädt.

Der langjährige Leiter des »Philosophischen Quartetts«, Peter Sloterdijk, brachte es in seinen zehn Jahren gerade auf eine Handvoll Diskutantinnen – die dafür immer gleich zwei- oder dreimal in seiner Sendung sitzen mussten. Elke Heidenreich musste die quotenstarke Sendung »Lesen!« wegen ihrer bissigen Fernsehkritik am eigenen Sender räumen. Dabei hatte sie nur das getan, was Marcel Reich-Ranicki sogar vor Millionenpublikum gewagt hatte. Doch wenn zwei dasselbe tun, ist das noch nicht das Gleiche – schon gar nicht für eine Frau. Vorbei sind die Zeiten von anno 1964, als Günter Gaus sein nach eigener Einschätzung »bestes« Gespräch mit der Philosophin Hannah Arendt führte. Falls Sie Zeit haben, schauen Sie auf einem Videoportal im Internet einmal rein, und Sie werden realisieren, wie Frauen ohne Wenn und Aber nicht Geschlecht, sondern Mensch sein könnten.

Frauen in den Medien werden auf Stereotype festgelegt. Besonders beliebt ist die Zuordnung nach Zivilstand von berühmten Frauen. Die Bundeskanzlerin wandelte sich so von »Kohls Mädchen« zu »Mutti Merkel«. Ist so etwas bei Rosamunde Pilcher noch logisch, ist es in gesellschaftlichen Debatten für Frauen verheerend.
Und das ist beileibe kein typisch deutsches Phänomen. Selbst die alte Tante BBC hat keine einzige Starpolittalkerin. Keine einzige Frau mit einer großen Samstagabendshow! Und die lustigste aller Informationssendungen »Have I got News for you« wird nur ab und an von einer Sportmoderatorin geleitet. Die BBC ist bezüglich Frauen als Präsentatorinnen im vorletzten Jahrhundert steckengeblieben. Dies müsste das deutsche Publikum nicht weiter interessieren, würden die Intendanten der öffentlich-rechtlichen Anstalten hierzulande nicht ständig die BBC oder auch die unendlich sexistischen US-Medien zum Vorbild nehmen. Deshalb beschränken die Klischees der Medien- und Wissenschaftskultur eines »Frauen gleich Körper« und »Mann gleich Geist« viele Freiheiten und Sichtbarkeiten eigenständiger Menschen. Dieser Medienwahnsinn findet weltweit statt. Denn die Verballhornung des gesunden Menschenverstandes passiert allen Menschen auf vielen Ebenen, die durchweg einer Vermessungslogik (Quoten, Ranglisten, Ratings etc.) huldigen. Mehr und mehr wird so Quantität mit Qualität, Vielfalt durch Singularität ersetzt.

Die Spiegelgeschichte von Schneewittchens böser Stiefmutter ist also in unserer Medienkultur mehr als gegenwärtig. Deshalb streben die meisten Menschen bis zur eigenen Selbstvernichtung ebenso nach Schönheit, während die böse Königin ein Mordkomplott vollzieht.

Wohin wir auch blicken, spiegelt uns ein gephotoshopter Schönheitswahn entgegen, den selbst einen stolzen Pfau mit niedergeschlagenem Gefieder frustriert von dannen schleichen lässt.

WAS PASSIERT DA EIGENTLICH?

Der Verstand der Menschen ist in einem Menschenbild, dem Spiegel der bösen Königin, eingesperrt worden. Es ist ein Menschenbild, das sich nur noch am Körper orientiert. Und allein der Körper wird dann zur wegweisenden Instanz. Der eine Körper muss dann mit dem anderen Körper konkurrieren. Das menschliche Selbst ist zum Anbieter körperlicher Vorzüge geschrumpft.

Das ist ebenso krank wie sich die böse Königin im Schneewittchen verhält. Auch sie gibt gerne ihren Verstand im Umkleideraum von Fitnessstudios und im OP-Saal von Schönheitschirurgen ab, wären die im Märchen schon »on offer« gewesen. »Menschen sind in der Garderobe abzugeben«, meinte auch schon Kurt Tucholsky.

Deshalb folgen die Frauen – nicht unähnlich der bösen Königin – wie Schafe den Strömungen des Zeitgeistes – dem heutigen sprechenden Spiegel. Die Frauen hungern sich auf Size Zero, vergrößern oder verkleinern Brüste oder Po und lähmen sich mit ihrem ängstlichen Blick auf die Seiten der Trendzeitschriften.

Sind Sie dick oder dünn?
Groß oder klein?
Hübsch oder hässlich?

Fit oder lieber auf dem Sofa?
Reden Sie noch oder kommunizieren Sie schon?

Wie die böse Stiefmutter im Märchen kann sich die nach Anerkennung und Schönheit Strebende nicht zurücklehnen, sie kann niemals innehalten. Denn um sie herum schläft die Konkurrenz nicht, sie lässt im knallharten Kampf um ihre gesellschaftliche, vor allem auf Schönheit und Gesundheit basierende Anerkennung nichts aus. Sie ist ständig unter Druck – denn schließlich will sie die Schönste sein. Das erreicht eine Frau nur durch Verzicht auf all das, was Frauen normalerweise gerne mögen: Essen, Schlafen, Sex, Kinder haben, Aufräumen, Kochen, Denken und Schreiben. Die Schönheit ist wie kein anderes Betätigungsfeld Höhepunkt der Selbstausbeutung. Wie Ben und Barbie hungern sich auch Kevin und Carla als Praktikanten der Managementindustrie fast zu Tode.

Befeuert von den Marketingstrategen der Modehäuser und den Herstellern von Schönheits- und Gesundheitsprodukten, wird der moderne Mensch in die völlige Unmündigkeit gedrängt. Der Spiegel, nicht der Mensch, hat das Sagen. Der Spiegel ist der Priester, der Verkünder der Wahrheit, und dieser spricht: Du bist die Schönste hier, aber Schneewittchen hinter den sieben Bergen bei den sieben Zwergen ist noch viel schöner als du! Heute ist Schneewittchen das momentan top geratene Model, die sieben Berge heißen Vogue, Cosmopolitan, Gala, In-Style, Annabelle, Elle und Sports Illustrated; die sieben Zwerge sind Diäticus, Botoxer, Nasallifter, Almased Turbo, Vita Fritz und Fitnessmarkt.

Die Geschichte der bösen Königin im Märchen wiederholt sich heutzutage als Massenphänomen. Attraktivitätsforscher vermessen Schönheit wie im spirituellen Wahn und schreien: »Wir wissen, wer die Schönste im Land ist! Das ist die mit den besten Proportionen und dem symmetrischsten Gesicht, möglichst ausgestattet mit Babyschnute, Vollbusen und schmalen Hüften auf meterlangen Beinen! Und Sie gehören nicht dazu!«

Immerhin ist der moderne Spiegel seit dem Märchen bei den Gebrüder Grimm etwas friedfertiger geworden. Die Attraktivitätsspiegler raten nicht mehr zu töten, sondern eher zum Einkaufen. Sie raten zur Ich-Agentur statt zum »Tatort Sieben Berge«. Das ist die gute Nachricht. Die schlechte aber ist, dass der Spiegel wie ein postmoderner Priester spricht, denn seine Psalmen bieten Absolution, Beichte und Ölung (mit dem Duft frischer Limonen) in einem! Er flüstert:

»Wir, die Dich liebende Wellnessindustrie, werden Dich erlösen aus deinem kläglichen Zustand der Mittelmäßigkeit. Vertrau uns. Reich uns Deine (Hoppla, die Haut auf deinem Handrücken beginnt ja schon zu schrumpeln!) Hand und wir verwandeln Dich für einen klitzekleinen Unkostenbeitrag in einen der schönsten Menschen.«

Und atheistisch-ästhetisch, wie der Spiegel nun mal ist, lässt er im Tabernakel der Schönheitsfanatiker selbstverständlich nicht mehr den Leib Christi, sondern huldigt einer feuchtigkeitsspendenden Anticellulitecreme. Ganz nebenbei beschäftigt der Spiegel so eine ganze Maschinerie von Schneidern, Korsettmachern, Apothekern, Salbenmischern, Schönheitschirurgen und Lebensmittelchemikern.

Neben einem derart mächtigen Spiegel hat das verblichene Bändchen des alten und der PR-Slogans unmächtigen Altphilologen und Philosophen Immanuel Kant mit seiner eher faltenfördernden Losung: »Wage, Dich Deines eigenen Verstandes zu bedienen, und um Himmels Willen befreie Dich aus der Unmündigkeit, Dich stattdessen Deines Verstandes lieber Deiner Ananaspillen zu bedienen« eher schlechtere Wettbewerbschancen. Es gibt also eine gute und eine schlechte Nachricht für moderne böse Königinnen: Die Gute ist: Sie brauchen ihre Konkurentinnen nicht mehr zu töten. Die Schlechte: Dafür hätten Sie auch gar keine Zeit mehr, denn Sie werden Ihr Leben damit beschäftigt sein, die Schönste zu werden, obwohl Sie insgeheim wissen, dass Sie sie niemals mehr werden!

Psychologisch entspricht die böse Königin der heute immer häufiger auftretenden Borderline-Störung. Sie ist somit ein Mensch, der sich zwischen Neurose und Psychose durchs Leben schlägt. Das Ich der Königin ist zutiefst verunsichert. Anstatt zu fragen: »Was *tut* die Schönste im ganzen Land?«, fragt sie ständig nach »*Wer* ist die Schönste im ganzen Land?« Gerade so, als könnte sie das nicht selbst spüren! Die Königin hat keine vita activa, also ein Handeln, sondern folgt einer vita objectiva, einem vom Spiegel definierten Sein. Die böse Königin ist von ihren eigenen Emotionen hin- und hergerissen, deshalb fragt sie immer wieder diesen blöden Spiegel, was sie denn nun wirklich sehen und denken soll.
Wäre ich die böse Königin und nicht eine erwachsene Frau, würde ich als Philosophin auch immer vor dem Spiegel stehen und fragen: »Haben die Evolutionsbiologen und Attraktivitätsforscher nun doch recht, und die Männer wollen nur Sex, während die Frauen Schuhe kaufen?«, und der Spiegel würde mir ständig antworten: »Frau Philosophin, Sie mögen mit Ihren Analysen zwar hier recht haben, doch Karl Grammer und Richard Dawkins an den Eliteuniversitäten haben tausendmal mehr recht als Sie!« Und ich würde danach streben, die Jungs aus dem Weg zu räumen. So aber habe ich den Spiegel schon längst mit meinen eigenen Argumenten weggeräumt, stelle ihm nicht mehr diese bekloppten Fragen und brauche nicht ständig eine gesellschaftliche, wissenschaftliche oder politische Autorität, die mir vorschreibt, was ich zu denken, zu fühlen, zu sagen und zu sehen habe.

Die böse Königin ist aber eben noch lange nicht so weit. Sie ist – wie es Borderline-Patientinnen übrigens oft sind – unendlich anstrengend. Sie ist so von Zerstörungswut besessen, dass dies selbstzerstörerische Züge annimmt. Sie steht ständig unter Stress. Sie fügt sich schmerzhafte Gifte zu, um sich wenigstens irgendwie zu spüren und die großen Spannungen zu lösen.

Die böse Stiefmutter von Schneewittchen leidet – wie schon herausgearbeitet – an einem geringen Selbstbewusstsein. Anstatt dass sie sich in ihrem Körper wohlfühlt, sich schön findet, weil sie Mensch ist, stellt sie sich dem Spiegel. Ich könnte auch sagen, sie misst ihr Sein an einem Objekt. Indem sie das tut, macht sie sich selbst zum Objekt und vergisst sich darüber. Die Wut, die sie packt, nicht mehr die Schönste im Land zu sein, obwohl sie sich wahrscheinlich immer noch schön findet, ist stellvertretend für die Wut vieler Frauen, die sich im Vergleich von Soll und Haben zurückgesetzt fühlen. Weshalb muss die böse Stiefmutter überhaupt die Schönste im Land sein? Allein das Rating von schön ist pervers genug. Schönheit ist Vielfalt. Eine »Vielfaltencreme« wünscht sich daher die selbstbewusste Juristin Zita Küng. »Vielfaltencreme« ist ein wunderbarer Ausdruck für die Schönheit von Menschen, die nicht in der Normierung, sondern eben in der Unterschiedlichkeit besteht.

Die böse Stiefmutter bei Schneewittchen sieht ihr Ich nur im Spiegel, was ihr Begehren, welches sie am Leben erhalten sollte, in ein Gefängnis steckt. Denn der Spiegel steht für eine objektivierte Norm. Doch diese Norm ist entfremdet. Der Spiegel ist nicht real und doch dominiert er unsere Wirklichkeit. Der Spiegel nimmt der Königin ihr reales Leben. Er verkörpert den Weltverlust, das Verschieben aller menschlichen Kommunikation in Kategorien und Etiketten.

Kein Wunder also: Wir treffen immer mehr verletzte und unsichere, böse Königinnen. Menschen, die süchtig nach Liebe und Zuwendung sind, ohne dass sie diese selbst geben können und ohne dass sie die viele Liebe und Zuwendung, die sie erzwingen, jemals auch als ausreichend annehmen könnten. Kein Wunder also: Wir treffen immer mehr Menschen, die obsessiv über ihre physische Erscheinung, ihre Intelligenz, ihren Erfolg, ihre Macht oder ihre perfekte Beziehung fantasieren!

Es gibt neben der Borderline-Störung noch eine andere Krankheit, die sich als falscher Spiegel entpuppt: Dysmorphia. Sie beschreibt die verzerrte Körperwahrnehmung von Menschen, die im Spiegel jemand völlig anderen sehen als sie sind. Diese Menschen vergleichen ihren Körper mit einem festgelegten Idealbild und erkennen sich nicht. Es ist eine schlimme Krankheit, die vielen den Mut raubt, sich in die Öffentlichkeit zu wagen, weil sie davon überzeugt sind, eigentlich körperlich missgebildet zu sein. Auch hier wieder reden die Ärzte über das Symptom anstatt dass sie über die gesellschaftlichen Ursachen der Krankheit nachdenken würden.

WENN GENE SPRECHEN, VERSTUMMEN DIE MENSCHEN.

Philosophisch gesehen verkörpert der Spiegel der bösen Königin im »Schneewittchen« viele Phänomene, die als Widersprüche der Moderne ihre Auswirkungen auf den Menschen haben. Denn einerseits sind wir Menschen seit der Aufklärung alle »Könige und Königinnen« geworden, die frei, gleichberechtigt und solidarisch ihr Geschick bestimmen könnten, und trotzdem verorten wir uns in einem vormodernen Spiegel.

Praktisch übersetzt heißt das, dass wir zwar theoretisch mächtig wären, über unser eigenes Geschick zu bestimmen, aber immer wieder an unserer Freiheit und Mündigkeit scheitern.

Der Philosoph Friedrich Nietzsche brachte dieses Phänomen mit seinem »Gott ist tot« und der »neuen Götzendämmerung« auf den Punkt. Denn das Verschwinden eines übermenschlichen Lebenssinns führte zum Erwachen von abertausend neuen Göttern. Hartmut Böhme spricht in seinem spannenden Werk »Fetischismus und Kultur« von»Vernunft macht zu wenig Vergnügen, als dass unsere Vergnügungen nicht unvernünftig wären.«

Was brauchen Menschen? Sie brauchen Zugehörigkeit, sie brauchen eine Tätigkeit, und sie brauchen sinnliches Erleben. Wenn diese drei wichtigen seelischen Antriebe in die Perfektionierung des eigenen Körpers gesteckt und in ein ausschließlich materielles Wertesystem verlagert werden, beginnen große psychische Störungen. Schauen Sie auf die Liste der Zunahme psychischer Erkrankungen, sehen Sie es untermauert: Viele Menschen glauben dem Spiegel eher als sich selbst!

Es wird gestrafft, geschnitten und gespritzt. Der große Gesellschaftstrend hin zur Schönheit wird von der Medizin zu allem Überfluss auch noch als Gesundheit verkauft! Dabei steht gerade »Gesundheit« auf äußerst wackeligen Beinen, wenn es darum geht zu definieren, was nun gesund ist und was nicht. Die medizinische Vernunft trichterte uns über Jahre ein: Abnehmen ist immer gut, mit Ausnahme der Magersucht. Doch nun ist in einem international anerkannten Fachblatt für Medizin zu lesen, dass Fettpolster das menschliche Leben verlängern. Nur Menschen mit einem Body-Mass-Index von über 30 sind nachweislich gefährdet, alles andere sei ok. Das, was uns also seit Jahren als Idealgewicht propagiert wurde, entwickelt sich als Lebensverkürzungsprogramm. Nur das Hüftgold bringt mehr Lebensjahre.

Sie und ich wussten dieses instinktiv immer schon. Und trotzdem wird der Mager-Spiegel, der Kontroll-Spiegel, der Dominanz-Spiegel, der Distanz-Spiegel, der Rating-Spiegel nicht einfach verschwinden. Denn die Optimierungsstrategien für den modernen Menschen zeigen immer absurdere Formen, und wir ahmen sie alle nach.

Schon Johann Wolfgang von Goethe wusste von der schwierigen Beziehung Körper, Mensch und Bild. Auch er spricht durch seinen listigen Mephisto eine klare Sprache zu unserem Thema:

»Und doch gelingt's ihm (dem Licht, d. h. Erkenntnis
und Güte) nicht,
da es,
so viel es strebt,
verhaftet an den Körpern klebt.
Von den Körpern strömt es,
die Körper macht es schön.
Ein Körper hemmt es auf seinem Gange,
so hoff' ich,
dauert es nicht lange,
und mit den Körpern wird es
zugrunde gehn.«

Die böse Königin ist auch hier in der Falle. Ich gehe so weit zu behaupten, dass der Körperkult in der westlichen Welt – und dies wird in den Wissenschaften viel zu wenig reflektiert und populär diskutiert – der Ersatz ist für die traditionellen Religionen. Die Menschen von heute müssen ihr Leben via Gnade der Geburt und harter Schönheitsarbeit richtiggehend erkämpfen. Diese seltsame Sinnsuche im Fitnesstudio findet die zusätzliche Heiligsprechung durch jedes Gesundheitsministerium. Der Körper als Religion bietet gegenüber anderen Religionen zudem den Vorteil, dass dieser Glaube nicht gottgegeben ist, sondern jeden Tag neu gestaltet und geformt werden kann. Zudem ist der Kauf eines Spiegels billiger als der Bau einer neuen Kirche.

DIE FRAU: EIN JAHRGANGS-, KILO- UND ZENTIMETERVERHÄLTNIS

Von (Alb-)Traummassen und einem Leben als Kreditkarte

Selbst hinter so banalen Dingen wie einer Geburtsanzeige entlarvt sich die herrschende Vermesser-Ideologie, und beweist, dass unsere Vermessung nicht erst im Erwachsenenalter beginnt.

»Wir freuen uns, Ihnen die Geburt unserer Tochter Lea, 3800 Gramm, 50 Zentimeter, geboren am 15.4.2013 um 04.55 Uhr, mitzuteilen.«

Und, fällt Ihnen etwas auf? Richtig! Wir alle beginnen ganz normal unser Leben als Kilo- und Zentimeterverhältnis mit einem exakten Geburtsdatum. Niemand stört sich daran, niemand findet das erstaunlich, obwohl die Kilo- und die Zentimeterangaben erst seit wenigen Jahrzehnten bei Neugeborenen überhaupt eine Rolle spielen. Auch die Tatsache, dass wir unsere Geburtstage feiern, entstammt erst jüngeren Datums. Noch heute hat der Namenstag in z. B. Griechenland größere Bedeutung als der Geburtstag.
Dieses anfängliche Kilo-, Jahrgangs- und Zentimeterverhältnis lässt uns dann ein Leben lang nicht mehr in Ruhe. Denn nach dieser ersten Vermessung unseres Körpers folgen unzählige weitere. Der Schularzt vermisst uns, vergleicht uns mit dem Durchschnitt und zieht – wie in meinem Fall – immer wieder seine Augenbrauen hoch (ich war für ein Mädchen immer zu groß).Wir kriegen dann ungefragt einen Body-Mass-Index verordnet, der uns das ganze Leben lang verfolgt. Selbst beim Gynäkologen muss ich mich wiegen, Sie auch? Doch vielleicht bin ich ungerecht, und es gibt ein medizinisches Geheimnis, dass Unterleib und Körpergewicht in direktem Zusammenhang stehen …

Und werden wir erst Mutter, haben wir die Möglichkeit, in unzähligen Publikationen nachzuschauen, ob denn unser Nachwuchs auch »normal« ist oder von einer der Normen der gerade herrschenden Medizinforschung abweicht. Die werdenden Mütter werden heutzutage einem richtigen Terrorregime der biologischen Aufzucht des wachsenden Lebens in ihrem Leib ausgesetzt. Ständig bekommen sie Ultraschallbilder, die sie von ihrem sinnlichen Gefühl der Zweisamkeit zu einer »Dinglichkeit« hinführen. Ich erinnere mich gut an meinen Widerstand gegen die Ultraschallbilder meiner Söhne. Ich wollte nichts sehen, ich wollte es spüren, und es war gut so. Nur die Tatsache, dass ich eine junge Mutter war, bewahrte mich auch vor all den Tests, denen mich die Vermesser mit ihren Perfektionstechniken aussetzen wollten. Mittlerweile wird die Schwangerschaft nicht nur als Krankheit, sondern als perfekt funktionierendes Labor für künftige Generationen aufgefasst. Sollte der Fötus oder das Baby den herkömmlichen Anforderungen nicht genügen, dann stellt uns das moderne Gesundheitssystem vor die Wahl, Gott zu spielen und den Fötus abzutreiben, oder das nicht der Norm entsprechende Kind in »Anstalten« abzuschieben. Was in Indien, Saudi-Arabien, Pakistan und China passiert, nämlich ein eigentlicher Femizid, d. h. die Ausrottung weiblicher Generationen, findet seine numerisch etwas geringere, doch ideologisch auf derselben Basis funktionierende Logik in der Abtreibung von behinderten Kindern. »Vom Aussterben bedroht« titelte die Süddeutsche schon vor Jahren in einem Bericht über Down-Syndrom-Kinder. Sie sehen: Die Selbstverständlichkeit, Leben zu Beginn materiell zu definieren, hat große politische, philosophische und ethische Konsequenzen.

Was als Kilo-, Jahrgangs- und Zentimeterverhältnis beginnt, endet dann logischerweise auch als Datumsreihe auf dem Friedhof:

»Martha Reichenbach, 13.3.1944 geboren und gestorben am 1. 8. 2011.«

Kein Wort zu den Eigenschaften, die den oder die Verstorbene zu Menschen gemacht hat. War sie ein fröhlicher Mensch? War sie glücklich? Was hinterlässt sie uns? Wer nur Zahlen schreibt, abstrahiert den Menschen, raubt ihm die Persönlichkeit und damit die Subjektivität. Ein noch grässlicheres Beispiel: So beendete das System auch mit eintätowierter Nummer das Leben eines KZ-Häftlings.

Die Vermessungsmanie hat eine Tradition, die wir einfach so, völlig unbedacht pflegen, ohne dass wir auch nur eine Sekunde daran verschwenden, sie als Ideologie, also als Macht und Herrschaft, zu interpretieren. Wir sehen eine logische Notwendigkeit, wo eigentlich keine sein sollte. Niemand schreibt uns nämlich vor, den Menschen, der neu in unser Leben getreten ist, vorwiegend unter Gesundheitsmaßstäben zu begrüßen oder zu wiegen. Niemand! Weshalb tun wir es doch? Eben. Weil es »normal« ist.

Wenn aber schon Anfang und Ende des Lebens durch Zahlen definiert werden, wie sieht es dann zwischen diesen beiden Zeitpunkten aus? Haben wir wenigstens in der Zwischenzeit unseres Lebens die Möglichkeit, frei und unbeschwert zu sein? Nicht wirklich, denn BMI und ein einfaches, scheinbar harmloses Zahlenverhältnis reichen aus, um lieber ins Fitnessstudio zu gehen statt ein Buch zu lesen.

90-60-90

Drei Zahlen, die genügen, um die Geschichte des weiblichen Körpers einfach aus der Welt zu schwatzen und so zu tun, als wäre alles immer schon so gewesen. Dabei sind solche Normvorstellungen erst seit dem 19. Jahrhundert populär. Dort verbanden sie sich übrigens gerne mit der Theorie, dass Frauen, weil sie ein leichteres Gehirn hätten, nie das Wahl- und Stimmrecht kriegen sollten.

Der weibliche Körper durchlief in der Geschichte die unterschiedlichsten Formen und Verrenkungen – das können selbst Evolutionsanthropologen nicht in Abrede stellen. Trotzdem tun wir heute so, als gäbe es das objektive Maß aller Dinge. Das Topmodel Gisele Bündchen (89-59-89), von vielen als schönste Frau der Welt verehrt, hat den Hüft- und Taillenumfang einer Dreizehnjährigen. Wer da jetzt ins Grübeln kommt, ob denn diese »Traumproportionen« für erwachsene Frauen wirklich so erstrebenswert und gesund sind, wie uns dies unzählige Studien und Bilder weismachen wollen, der hat noch einiges seiner Menschenqualität behalten. Etwas, was ja durchaus nicht selbstverständlich ist.

Weshalb sind solche Daten, Nummern, Codes und Chips so attraktiv?

Weil sie so selbstverständlich scheinen. Die meisten Menschen vergessen völlig, dass alles, was historisch gewachsen ist, kein Naturgesetz darstellt. Das heißt auch: Alles, was historisch gewachsen ist, ist auch veränderbar. In Beratungskreisen gibt es den schönen Satz: »Es ist nie zu spät, eine glückliche Kindheit zu haben.« Das bedeutet, dass selbst »Kindheit« kein Fixum, sondern eine Geschichte darstellt, die immer wieder auch auf unterschiedliche Art und Weise erzählt werden kann. Denn Leben bedeutet Veränderung. Nur Tote ändern sich nicht.

WAS BEDEUTET DAS FÜR UNSEREN KÖRPER?

Das heißt, dass auch unsere Biologie, ja sogar Ihr ganz spezifischer Körperbau nicht einfach Natur ist, sondern auch ein Stück Kultur. Unser Körper zeigt gewisse Themen unseres Selbst. Er ist gleichzeitig auch Abbild der Gesundheit. Dazu gibt es unzählige Studien, die zeigen, wie sich eine gewandelte Umgebung direkt auf den Körper auswirkt. Selbst die Gene, die lange Jahrzehnte als fix galten, sind Veränderungen ausgesetzt. »Sport verändert die DNA – und zwar nach kurzer Zeit« titelte erst unlängst die WELT.

Doch solche Einsichten gehen leider meist verloren. Normkörper, Ideale, Proportionen werden uns wie Gift verschrieben, an dem unser Selbstbewusstsein zugrundegeht.

Vielleicht reiben Sie sich jetzt die Augen und fragen erstaunt: Hat der Körper denn überhaupt eine Geschichte? Ist er nicht von Anfang an eine Zusammensetzung aus Hormonen, Kilos, Nervensystemen und ein Produkt der Evolution?
Die Antworten: Ja und Nein!

Schon der französische Philosoph Marc Bloch erzählte, dass sich Menschen verändern. Diese Veränderung schlägt sich dann bis in die feinsten Fasern des Körpers durch. Wie könnte das auch anders sein? Die geistige Umwelt der Menschen verändert sich radikal, die Hygiene, die Ernährung, das Klima – und ausgerechnet der Mensch sollte hier Fixum bleiben? Darüber mokierte sich schon in der ersten Hälfte des 20. Jahrhunderts der französische Soziologe Marcel Mauss. Trotz seines großen Namens wird Mauss mit seiner Meinung, dass der Körper auch Kultur und nicht nur Natur ist, von der Weltgesundheitsorganisation ignoriert, denn schließlich verdienen die Ärzte in der WHO ihr Geld nicht mit Philosophie, sondern mit dem Umsatz von Pharmaprodukten. Vor diesem Hintergrund ist auch die weltweite Anti-Raucher-Kampagne zu sehen. Klar doch, rauchen tötet Millionen von Menschen. Doch wissen Sie eigentlich, wer der größte Mörder für Menschen ist? Richtig. Die Armut. Doch wir beide, Sie und ich, werden den Tag nie erleben, an dem die Weltgesundheitsorganisation eine Kampagne lanciert unter dem Titel: »Börsenhandel tötet.« Selbst wenn gerade in diesen Jahren kristallklar ist, dass die Spekulation mit Lebensmitteln mehr Menschen ermordet als alle bisher erlebten Naturkatastrophen.

Sie sehen: Unsere harmlosen Geburtsanzeigen entlarven ganz viel. Modelmaße sind nicht nur für die hungernden Schönheiten auf dem Laufsteg ständiges Thema, sondern auch relevant für die Weltpolitik.

All diese Beispiele zeigen, dass, was seit einigen Jahren als Gesundheitsnorm daherkommt, mehr mit dem herrschenden Menschenbild als mit der objektiv vermessbaren Gesundheit eines Menschen zu tun hat. Oder gar der objektiv messbaren Schönheit eines Menschen. Allein die Idee, einen für alle Menschen dieser Welt geltenden Durchschnitt zu errechnen, ist absurd und passt eher zu einer kommunistischen Plan- statt zur freien Marktwirtschaft. Die Europäische Union ist an diesem Trend alles andere als unschuldig. Denn der freie Warenverkehr hat nicht nur die Gurke normiert, sondern mit dem freien Personenverkehr auch die Bildung und Kultur. Wie die Gurke gestreckt, wurde die humanistische Bildung gekürzt, alles im Namen eines vergleichbaren Kilo-, Jahrgangs- und Zentimeterverhältnisses, womit wir wieder beim Joghurt wären. Das Frischhaltedatum hat sich eben von der Ware auf den Menschen verlagert.

ROSA BABIES, BARBIE UND NUTTENWIRTSCHAFT

Vom rosa Plüsch zum Straßenstrich: Wie wir unsere Zukunft im Reagenzglas erzeugen

Als ich klein war, gab es keine Mädchen- oder Bubenabteilung in den Kaufhäusern, sondern nur eine »Kinderabteilung«. Meine Haare waren so rappelkurz, dass mich die meisten Menschen zunächst für einen Jungen hielten, was mich nicht die Bohne störte. Unser Schwimmunterricht war gemischtgeschlechtlich, und Jungs wie Mädchen trugen Badehosen (keinen Bikini, keinen Badeanzug). Jungs und Mädchen turnten zusammen, teilten Kabinen, T-Shirts und Spielzeuge. In der schulfreien Zeit spielten wir Raumschiff Enterprise, ich war meistens Mr. Spock. Wenn ich dies meinen Erstsemester-Studentinnen erzähle, höre ich zunächst ein lautes Schnaufen und bekomme dann Blicke, als ob ich ihnen grad mitgeteilt hätte, ich wäre noch vor dem Ersten Weltkrieg geboren. Dabei ist Barbie viel älter als ich!

Heutzutage tragen die Mädchen lange Haare, die Farbe Rosa und spielen mit Puppen.

Es ist zwar erst zehn Jahre her, dass die US-amerikanischen Girly-Fantasien und idiotische Topmodel-Wettbewerbe in Deutschland einzogen, doch die Macht der US-amerikanischen Prostituiertenkultur hat hierzulande ganze Arbeit geleistet. Peter Sloterdijk machte dazu eine brutale Notiz in seinen Tagebüchern: »Ein neuer möglicher Straftatbestand: Aufreizung zur Magersucht. Ein solcher Paragraph würde erlauben, Moderatorinnen von Model-Shows hinter Gitter zu bringen. Hätte der Neoliberalismus Titten aus Zement, er sähe aus wie Heidi Klum.« (Peter Sloterdijk, Zeilen und Tage, S. 39)

Tyler Durden, die Hauptfigur im Film »Fight Club«, sagt Ähnliches über den gesamten Konsumgüterwahnsinn, der die Menschen von sich selbst ablenkt: »Ganze Generationen arbeiten mittlerweile in Jobs, die sie hassen, nur damit sie kaufen können, was sie nicht wirklich brauchen.«

Die »Pinkifizierung« (Zitat FAZ) hat nämlich nichts mit Mädchen und Jungen, dafür alles mit dem Geld- und Wirtschaftssystem zu tun. Schafft man die Zielgruppe »Kinder« ab und unterscheidet nach Geschlecht, kann man doppelt so viel verdienen. Man stellt doppelt so viel her, man setzt doppelt so viele Trends, man erfindet doppelt so viele Spielzeuge, man macht doppelt so viele Filme, Games und Maschinen. Je stärker und je fixierter die Zielgruppe ist, desto mehr kauft sie. Ich sehe dies an meinen eigenen Kindern. Da gibt es grandiose Computerspiele, und ich habe enorm viel von meinen Söhnen gelernt, während meine Freundinnen mit ihren Töchtern irgendwo im Barbie-Stadium steckengeblieben sind.

Lego und Ferrero haben plötzlich rosarote Mädchen-Produktserien entwickelt, während sich vorher Jungen und Mädchen gemeinsam mit Duplo und einem uniformen Kinder-Ei vergnügten. Die Vergewaltigung der Mädchen auf ihre Mädchenrolle, die Vergewaltigung der Jungs auf ihre Bubenrolle zerstört mittlerweile ganze Generationen westlicher Menschen. Sie begegnen uns ab und an in der Politik und lassen mit Schaudern erahnen, welche Uniformpuppen und lässige Oberflächenschmierer tatsächlich unsere Demokratie lenken.

In den USA gibt es eine beliebte Serie, die »Toddlers & Tiaras« heißt. In dieser Sendung werden Kleinkinder im Alter von 0 bis 12 für Schönheitswettbewerbe abgerichtet. Es ist eine Show, die jeden vernünftig denkenden Menschen und grundsätzlich jede Europäerin (noch) entsetzt. Was »Toddlers&Tiaras« zeigen, ist eigentlich eine Kinderporno-Werbesendung. Fünfjährige werden so hypersexualisiert inszeniert, dass die Sendung hierzulande den Straftatbestand der Pädophilie erfüllen würde. Kleine Mädchen werden wie Prostituierte hergerichtet und machen so unendlich gut Quote.

Dies alles in einem Land, das Nacktheit verpönt und das Baden des Vaters mit der eigenen kleinen Tochter unter den Generalverdacht des sexuellen Missbrauchs stellt. Doch ich bin sicher, dass die Perversion einer »Toddlers & Tiaras« ebenso wie die Misswahlen, die auf Deutsch genau das bezeichnen, was sie sind, auch in Deutschland früher oder später in den Privatsendern Hochstand feiern. Großbritannien und die USA sind führend, wenn es darum geht, Mädchen von Geburt an zu verkaufen, Frauen lächerlich zu machen und gleichzeitig Studien über den Niedergang des Mannes zu publizieren.

In »Toddlers & Tiaras« melden sich meist mausarme Familien des untersten Bildungsstandes. Wer auch nur fünf Minuten dieser unfassbaren Entwürdigung der Entmenschlichung von 5-jährigen Mädchen zugeschaut hat, ist fürs Leben geschädigt. Hier wird westlichen Mädchen zwar nicht der Schulunterricht verboten wie in Afghanistan, doch sie wachsen in einer Kultur auf, in der sie – wie in Afghanistan – außer ihrem Körper nicht mehr viel zu bieten haben werden. Westliche Mädchen werden dazu trainiert, dass sie schön, süß und vor allem sexy sein müssen. Sie müssen gefallen. Um jeden Preis. Schon Fünfjährige lassen ihre Härchen überall entfernen, und sie nehmen Pole Dancing-Stunden. Solche Mini-Nutten beleben ganze Industriekomplexe, von Fernsehshows über Spielzeugfirmen hin zu den Kosmetikkonzernen der Schönheits- und Gesundheitsindustrie.

Nun werde ich ganz ernst. Der Irrsinn, sich als erwachsene Frau als Konsumgut schönzuschneiden, tut zwar auch weh, ist aber immerhin die Entscheidung eines mündigen Menschen. Was indessen vor unseren Augen an Neugeborenen und Kleinkindern sowie Teenagern vollzogen wird, grenzt an ein von Geldgier angetriebenes »Menschenwürde-Vernichtungslager«. Mädchen zu Puppen herzurichten, geht zudem viel weiter als Mädchen nur mit Puppen spielen zu lassen.

Dass unsere Anpassung an vorgegebene Maße und Werte nicht erst im Erwachsenenalter beginnt, sondern schon in frühester Kindheit, zeigt eines der perfidesten Normierungswerkzeuge des 20. Jahrhunderts: Die Barbiepuppe.

Nirgendwo sonst zeigt sich der Fetischismus der Moderne besser als an dieser tippelnden Frauenfigur, die nur eine Karika-

tur, eine hässliche Fratze des ehemals hehren Archetyps Frau ist. Entstanden ist Barbie ursprünglich in Deutschland Mitte der 50er Jahre als Figur »Bild-Lilli« nach der gleichnamigen Comicvorlage. Lilli war kess und schick, verdiente ihr eigenes Geld, ließ sich aber durchaus von wohlsituierten Herren die Urlaubskasse aufpeppen. Nach ihrer Transformation zu Barbie im reichen Amerika wurde sie endgültig zum Prototypen der konsumgeilen, langbeinigen Möchtegernprinzessin, die sie bis heute geblieben ist. Mit absurd langen Beinen, der Taille eines kleinen Mädchens und der Oberweite eines Boxenluders trat sie vom turbokapitalistischen Amerika aus ihren Siegeszug um die Welt an. Barbie darf ihre Bestimmung durchaus auch unter dem Tschador leben.
Millionen von Mädchen haben seither mit ihr gespielt, ohne zu merken, wie sehr sie schon als Kleinkind auf ein Klischeeabziehbild von moderner Frau getrimmt werden, das sie dann als Erwachsene ständig an sich selbst zweifeln lässt.

Barbie ist zwar kein unabwendbares Schicksal, aber wir werden sie trotzdem nicht mehr los. Denn je nach kulturellem und persönlichem Umfeld kann Barbie wie ein Nuklearunfall größte Verheerungen anrichten, sprich in dem Mädchen, das mit Barbie spielt, den Supergau der Selbstvernichtung oder Borderline verstärken. Barbie kann aber auch, wie Atomkraftwerke, jahrzehntelang umweltfreundliche Energie, sprich Transformation, Reflexion und Selbstbestätigung bei den mit ihr spielenden Frauen auslösen. Letzteres passiert aber leider nur sehr selten.

Ich habe selten derart heftige Diskussionen um Dinge geführt wie um die Nuttenfigur Barbie. Millionen von Frauen würden wohl eher Barbie vor meiner beißenden Kritik retten wollen als nur eine einzige Frau vor der Steinigung. Das zeigt, wie sehr Barbie den meisten Frauen nicht nur ans Herz gewachsen, sondern mittlerweile Teil der eigenen Identität geworden ist. Gewissen Techniken und Dingen sieht man das Zerstörungpotenzial eben nicht an. Und aufgrund der Verschränkung von

Menschen mit Dingen, die in archaischen Gesellschaften mit einem wahren Fetischismus gepflegt werden, während wir hierzulande nur einen unbewussten Warenfetischismus betreiben, sind die Bindungs- und Verteidigungskräfte gewisser Dinge nach wie vor stark.

Wenn also schon Puppen einen derart starken Einfluss auf unsere Psyche ausüben können, ist es durchaus verständlich, dass viele Frauen wie die Lemminge über die Klippe innerer Laufstege springen, wenn ihnen jeden Tag mantrahaft im Namen der Wissenschaft vorgebetet wird, wie sie denn idealerweise auszusehen hätten und wie ein gesunder Körper beschaffen sein sollte.

»Busen mit neun, Schamhaare mit zehn«, titelte die Süddeutsche im Juni 2012. Scheinbar ratlos blickten sowohl die Experten als auch die Eltern auf dieses Phänomen: Warum so früh? Mögliche Antworten könnten natürlich die Umwelt- und Lichtverschmutzung oder Plastikbestandteile wie Bisphenol A sein. Der Weichmacher ist voller Weiblichkeit, sprich Östrogen, und er mischt sich unsichtbar in die Nahrungsmittelkette. All diese Sachargumente klingen rational, wissenschaftlich und bieten für ein scheinbar biologistisches Problem eine ebenso biologistische Erklärung nach dem Motto: Gefahr erkannt – Gefahr gebannt. Würde man diese Folgekette weiter in die Zukunft spannen, so müssten dann ja in 100 Jahren schon 5-jährige Mädchen zu menstruieren beginnen. Da schaudern selbst die hartnäckigsten Biologisten. Es muss also noch andere Gründe für diese körperlichen Veränderungen geben, jenseits der Biologie.
Philosophisch gesehen erklären wir nun die frühe Pubertät vor dem Hintergrund der Pink-Manie, Barbie und Lillifee. Waren-Politik formt eben auch den Körper. Im 19. Jahrhundert hatten Frauen kleine Busen und eine enge Taille, im 17. Jahrhundert große Busen und große Hinterteile. Politik, Wirtschaft und Macht gestalten Körper und die dazugehörigen Wertvorstel-

lungen wie Bildhauer ihre Statuen. Wie bei einer self-fulfilling prophecy folgen Frauen den jeweils dominanten Schönheitsidealen, manifestieren sich Wünsche und Sehnsüchte eben auch im Körper. Wenn schon die Reagenzgläser mit der Produktion von Mädchen in Rosa gefasst werden, wenn schon Vierjährige Unterwäsche aus dem Playboysortiment angepriesen kriegen, erstaunt es nicht, dass Neunjährige als sexualisierte Warenprodukte das tun, worauf sie getrimmt werden: möglichst früh geschlechtsreif werden. Wird dieses jedoch in den hohen Wissenschaftsgremien diskutiert? Nein. Raten Sie mal, weshalb! Weil sie nicht den Balken im eigenen Auge sehen. Statt auf das Alter der Mädchen bei der einsetzenden Pubertät sollten die Vermesser eben auf die dominanten Kinderbilder und Vorstellungen zum Menschsein achten!

Dass ich mit meiner Analyse der Pornografisierung des weiblichen Babyzimmers nicht falsch liege, belegen leider die globalen Zahlen zur Sexindustrie. 2001 betrug laut Sabine Dusch der weltweite Umsatz der Sexindustrie schon 60 Milliarden Euro. Die Sexindustrie gilt als der Wachstumsmotor der Wirtschaft. Christina von Braun zitiert in ihrem Buch »Der Preis des Geldes« einen Untersuchungsbericht der Unicef zum Menschen- und Kinderhandel: »Für die Menschenhändler sind die gehandelten Frauen so gut wie Gelddruckmaschinen« (S. 405). Frauen und Kinder sind die neuen Rohstoffe für den nationalen und internationalen Handel.

Christina von Braun belegt über fast 500 Seiten, wie eng Wirtschaft, Finanzen und weiblicher Körper verflochten sind. Sie sind nicht einfach hässliche Begleiterscheinungen eines grundsätzlich guten Kapitalismus, sondern eigentlich konstitutiv für unser Wirtschaftssystem. Der menschliche Körper ist Tauschobjekt. Er ist eine der wichtigsten Waren im Finanzkapitalismus. Darüber wird nie gesprochen. Käufliche Sexualität hat dabei einen eigentlichen Währungsstatus. In einer Wirtschaft, die auf totem Geld beruht, eignet sich der menschliche Körper mit seiner Lebendigkeit und der Fähigkeit zur Reproduktion perfekt als Münze. »Die Trennung von Sexualität und Fortpflanzung,

die sich zeitgleich mit der Ablösung des Geldes von materiellen Bindungen vollzog, stellte die ›befreite‹ Sexualität in den Dienst des Geldes.
Wie weit wir schon mitten in diesem Prozess stecken, zeigt das Beispiel einer Kandidatin für die »Miss America-Wahlen« 2012. Die 24jährige Allyn Rose machte bekannt, dass sie nach den Misswahlen (sie schied in der ersten Runde aus) ihre zwei Brüste entfernen lassen wollte. Genetisch durch Brustkrebs vorbelastet, sah sie in der Entfernung ihrer weiblichen Attribute kein Problem, da diese als potenzielle Krankheitsträger durchaus entfernt und plastisch rekonstruiert werden konnten. Im Gegensatz zu früheren Disziplinierungsmaßnahmen des Menschen, wie sie noch der französische Soziologe Michel Foucault eindrücklich beschrieb, ist nun eine Form der Naturbeherrschung angesagt, wie die menschliche Gesellschaft sie bisher noch nicht kannte. Es geht also mehr und mehr um die Herstellung von Natur, vom menschlichen Körper und nicht mehr nur um seine Disziplinierung. »Das Geld sucht seine ›lebendige‹ Beglaubigung nicht nur in der käuflichen Sexualität, sondern auch in käuflichen Kindern.« (Christina von Braun, Preis des Geldes, S. 403)

DESIGNBABIES SIND PRÊT-À-PORTER AUS DEM LABOR.

In seinem Roman »Doktor Faustus« lässt Thomas Mann den Teufel im Gespräch mit dem Tonsetzer Adrian Leverkühn sagen: »Liebe ist Dir verboten, insofern sie wärmt. Dein Leben soll kalt sein – darum darfst du keinen Menschen lieben.« Die Szene, in der Leverkühn dem Teufel seine Seele im Austausch gegen künstlerischen Erfolg verkauft, gehört zu den Höhepunkten der deutschen Literatur. Und der Teufel macht Ernst: Als Leverkühn eine zärtliche Zuneigung zu seinem kleinen Neffen entwickelt, stirbt das Kind an Meningitis.

Schon im Mai 2005 meldet die NZZ am Sonntag: »Erstes Designbaby in der Schweiz geboren.« Ein Mädchen wurde im Reagenzglas einzig zum Zweck »gezeugt«, um seinem todkranken Bruder das Leben zu retten. So berichteten es die begeisterten

Forscher, so rapportierten es die Zeitungen. Bei solchen Zeilen bricht die mephistophelische Kälte durch. Denn Kinder, selbst wenn sie zu bestimmten Zwecken wie »Ehe stabilisieren«, »Torschlusspanik der Karrierefrau«, »Sinnsuche erfüllen« oder eben auch »Brüderchen am Leben erhalten«, gezeugt werden, sind immer mehr als Zweck. Sie sind Liebe und Leben, selbst wenn sie ohne Liebe oder gar nur als »Zweckleben« »gemacht« werden.

Doch mich irritiert noch sehr viel mehr der Ausdruck »Designbaby«. Er verkörpert ein Wertesystem, welches mit dem Wunsch, Krankheiten zu vermeiden oder zu heilen, nur noch wenig zu tun hat. Eltern wollen immer nur das Beste für ihre Kinder. Was, wenn ein Land, eine Kultur, ein Wirtschaftssystem plötzlich nur noch für gesunde, schöne und angepasste Menschen ein gutes Leben verspricht? Dann werden die Eltern alles tun, um jede Eigenschaft zu vermeiden, die als »nicht-schön«, »nicht-gesund« und »nicht-angepasst« gilt. Schauen Sie einmal nach China. Dort werden Hunderttausende von Mädchen schon im Mutterleib ermordet, weil weibliche Menschen im China der »Ein-Kind-Politik« ökonomisch und gesellschaftlich keinen Wert haben.

Jede Kultur bringt die Techniken und Wortspiele hervor, die ihr entsprechen. Insofern passt »Designbaby« und die dazugehörende Machart wohl ebenso zu den USA und Europa wie die Mädchenmorde zu China, Indien und Saudi-Arabien. Wir ahnen, welche Tugenden die Welt heute definieren. Respektive welche Tugenden fehlen, damit alle Menschen ein Recht auf Leben haben.

Geld kann sich eben vermehren, Menschen können sich vermehren, und so sind wir jetzt mitten im Prozess, dass beide Fortpflanzungsarten miteinander verbunden werden, wie dies die Kulturphilosophin Christina von Braun auf den Punkt bringt. So interpretieren wir mit der Kulturphilosophin den philosophischen Wandel, der sich auch im engen Zusammenhang von In-vitro-Fertilisation und Finanzkapitalismus zeigt. Die medizinisch geförderte Reproduktion entspricht tatsächlich dem Bedürfnis von einzelnen Menschen, die über ihrem unerfüllten Kinderwunsch fast zugrundegehen. Der Wunsch, sich Menschen zu bestellen, entspricht aber auch der Logik des Geldes. Hier entstehen neue Märkte, die der Kapitalismus für sein Überleben immer wieder braucht. Die künstliche Fortpflanzung ist zum globalen Geschäft geworden, wobei der Eizellenmarkt und die Leihmutterschaft die lukrativsten Geschäftszweige ausmachen.

Kein Mensch würde bewusst Designbabies unter diesem Namen herstellen lassen wollen, und doch tun es viele Menschen in unserer technisierten und menschenunwürdigen Welt. Sie und ich haben Freundinnen, die sich schmerzhaften und teuren Hormonkuren unterzogen haben, um doch noch Nachwuchs mit ihrem langjährigen Freund zu bekommen. Wann immer ich auch nur ansatzweise die ethische und politische Dimension dieses individuellen Wunsches auch unter Freundinnen diskutieren wollte, wurde ich voll ausgebremst. Als Mutter von drei Kindern werden mir die Argumente verwehrt, weil ich ja zu den »Glücklichen« gehöre. So kann ich selbst im engsten Kreis die wichtige Frage nicht diskutieren, weshalb manche Paare wohl kinderlos bleiben. Denn die Antworten würden sowohl auf die steigende Vergiftung unserer Industrie als auch auf die seelische Komponente des Paares verweisen – beides Themen, die in unserer rationalen Machtwelt nicht mehr wirklich miteinander in Verbindung gebracht werden dürfen.

Der Geschichtsprofessor Philipp Sarasin beschreibt in seinem Werk »Reizbare Maschinen« den Prozess, welche die ursprüngliche Hygienebewegung über die Eugenik der Nationalsozialisten hin zur modernen Reproduktionstechnologie geschafft hat. In einem Interview mit dem Stern stellt Sarasin auch sehr nüchtern fest, dass das, was wir heutzutage praktizieren, in der historischen Perspektive noch als anstößig galt. Sprich, wenn der Staat wie bei den Nationalsozialisten eine Selektion durchführt, entspricht dies einem menschenunwürdigen System. Wird die Selektion in der Präimplantationsdiagnostik von Individuen gewünscht, ist sie völlig ok. Wenn der Markt dasselbe tut wie ein totalitärer Staat, ist es eben nicht dasselbe.

Sehen Sie, wie uns das Nachdenken über die Vermessung der Frau in Abgründe führen kann? Diese auszuleuchten ist jedoch wichtig, weil bei oberflächlich geführten Frau-Mann-Diskussionen oft die Perspektiven aus dem Blick geraten und man sich an Detailproblemen wie beispielsweise einer Kopftuchdiskussion festbeißt und somit die Machtverhältnisse eher noch stabilisiert statt verändert.

Für Feministinnen besonders tragisch ist, dass sie mit ihrem Wunsch nach Selbstständigkeit und der Menschwerdung der Frau diese neuen Märkte beflügeln, weil gerade die Reproduktionsmedizin die Nachfrage berufstätiger und älterer Frauen befriedigt. Die Vermesser dieser Welt missbrauchen genau diesen Zusammenhang, um den Frauen Feminismus vorzugaukeln, wo in Tat und Wahrheit klassische Verfügungsmacht über die weiblichen Körper praktiziert wird. In diesem Licht ist auch die Diskussion um Frauenquoten zu sehen. Frauenquoten in den oberen Etagen der Macht ändern nur etwas an der Machtverteilung, wenn sie mit einer grundsätzlichen Reform des Finanz- und Wirtschaftssystems vollzogen werden. Werden Frauenquoten ohne Reformen eingeführt, dient dies nur der Macht des Geldbeutels und bringt keineswegs die Feminisierung der Macht. Frauenquoten passen in den Trend, die Menschen zu reinen Funktionsträgern umzuformen und zwar auf allen menschlichen Ebenen, von der Kultur bis direkt in den Körper hinein. So ist auch der Niedergang des Mannes zu erklären. Es ist nicht die tatsächliche Macht der Frauen, die den Niedergang der Männer beschleunigt, sondern die Macht des Geldes, welche sich des Frauenkörpers bemächtigt und den der Männer zerstört.

1932 schrieb Aldous Huxley in seiner »Schönen neuen Welt« eine sehr aussagekräftige Szene. Da trifft eine Gruppe junger Studentinnen und Studenten auf Mustafa Mond, den Weltaufsichtsrat für Westeuropa. Dieser erklärt ihnen die Geschichte des neu geschaffenen, schönen, technisch-medizinisch perfekten Weltstaates und preist dessen Erfolge. Erfolge, die im Vergleich mit historischen Anmerkungen zur Geschichte der Wilden, sprich zu unserer europäischen Aufklärungsgeschichte, besonders großartig ausfallen. Kichernd hören die Studis voller Erstaunen über ihre menschliche Vergangenheit im Dreck, voll lächerlichem Mitgefühl, voll von Sterben sowie schlimmen Krankheiten, ordnungszerstörenden Revolutionen, lächerlicher Chancengleichheit, romantischer Liebe, freien Wahlen, Chaos und den Beziehungen zwischen Vater, Mutter und Kindern aus alten Zeiten.

Der Ton, in dem Aldous Huxley seinen Wissenschaftler reden lässt, erinnert mich jedes Mal an die Protokolle real existierender Ethik-Kommissionen, die sich mit Fortpflanzung, rechtlichen Rahmenbedingungen zur Elternschaft, hygienischen und gesundheitlichen Grundvoraussetzungen, technisch-medizinischen Fortschritten, politischen Rahmenbedingungen etc. beschäftigen. Es ist ein Tonfall, der neutral gehalten ist, die Argumente sind faktenbezogen, statistisch legitimiert und objektiv, cool. Wer jedoch noch über etwas menschliches Urteilsvermögen verfügt, schaudert.

Die technisch-medizinisch-soziologische Einordnung der Menschen im Hinblick auf ihre Gesellschaft und ihre Politik lässt immer wieder ahnen, was alles passieren kann, wenn wir Menschen nicht als Menschen, sondern als Spezies behandelt werden, deren Körper den einzigen gemeinsamen Ausgangspunkt für das Zusammenleben ausmacht.
Aldous Huxley beschreibt den souveränen, globalisierten und modernen Staat: Mittels biochemischer und medizinischer In-vitro-Auswahlverfahren, durch schichtspezifische Erziehung er-

gänzt, organisiert dieser Romanstaat alle Menschen von ihrer Zeugung bis zum Tode. Kommt Ihnen das nicht bekannt vor?

Wie sind all die US-amerikanischen Elitekinder einzuordnen, die als Wunschprodukte künstlich gezeugt, schon im Babyalter in die richtigen Krippen und Kindergärten geschleppt, mit einer chinesischen Nanny auf den Weltmarkt richtig vorbereitet, später auf der Elite-High-School für die Elite-Universität vorgeformt werden? Sind solche Biographien, die uns dann in Europa als Vorbilder gepriesen werden, wirklich so unterschiedlich von Huxleys Dystopie, sprich Horrorvision?

In der »schönen neuen Welt« sind Menschen nicht Menschen, sondern entscheidungsunbefugte Rollen- und Systemträger. Aufrechterhalten wird die Welt durch die Droge »Soma«. Soma bedeutet so viel wie Körper. Die Menschen verlieren also via Körperdroge ihre Menschlichkeit.

Soma erinnert an Ritalin. Ritalin wird mittlerweile an europäischen Schulen an aufsässige, wilde, unkonzentrierte, meist männliche Kinder abgegeben. Ritalin ist das Wundermittel für gesellschaftliche Integration. Es bremst den ungebrochenen Freiheits- und Bewegungsdrang und verhindert asoziale Ausbrüche. Ritalin organisiert in unserer Gesellschaft sozialen Kindergartenfrieden.

Aldous Huxley war seiner Zeit weit voraus. Und präzise wie selten einer. Zu seinen vehementen Angreifern meinte er einmal: »Wer so tut, als bringe er die Menschen zum Nachdenken, den lieben sie. Wer sie wirklich zum Nachdenken bringt, den hassen sie.«

DIE NEUEN »DAS GOTT«-MÄDCHEN

Sterilisiert, homogenisiert und pasteurisiert: die neue Weiblichkeit

Die 2013 amtierende Familienministerin Schröder ist nicht bekannt für ihre feministischen Aussagen. Umso erstaunlicher war es, als sie in einem Interview dafür plädierte, nicht mehr »der Gott« zu sagen, sondern »das Gott«. Die feministischen Linguistinnen jubelten, mir blieb »das Käse« (mitsamt den Löchern) im Hals stecken. Denn was Frau Schröder hier vermeintlich feministisch propagiert, ist – bei näherem Hinsehen – eine Versachlichung aller menschlichen und göttlichen Zusammenhänge. »Das Gott« ist dann eine Sache wie »das Mensch« und kann dem Höchstbietenden verkauft werden. Also aufgepasst: Wer »das Gott« so toll findet, passt in eine Welt ohne Werte, ohne Orientierung, ohne historisches Bewusstsein, ohne Machtkontrolle, ohne kritischen Verstand. Das heißt nicht, dass ich das Nachdenken über Sprache à Ludwig Wittgenstein vernachlässigbar finde, doch wenn Frauen über »das« zu sprechen beginnen, die Feminismus kaum buchstabieren können und die Demokratie voll in den Dienst der galoppierenden Finanzindustrie stellen wollen, werde ich skeptisch. Gleichzeitig bin ich durchaus der Meinung, dass als Gott Adam schuf, sie lediglich für das bessere Modell übte.

Frau Schröder hat mich inspiriert, darüber nachzudenken, was die Vermessung nicht nur mit der Sprache, sondern mit den Frauen insgesamt anrichtet.

Ich war als Teilnehmerin zu einer hochkarätigen Frauenkonferenz in München 2012 eingeladen. Es handelte sich dabei um ein klassisches Managerinnentreffen mit lauter selbstsicheren und gutgekleideten Frauen. Alle waren schlank. Alle! Es ist selbstredend, aus welcher Schicht die Frauen stammten – Neuperlach oder Neukölln (wieso heißen eigentlich die schrägsten Quartiere immer »neu«?) waren nicht dabei. Frau Ministerin von der Leyen war dafür da und gab in gewohnt frischer Manier ihr Bekenntnis zur Frauen- und Kinderkrippenförderung ab. Überall redeten die Frauen von Ergebnisorientiertheit, Balance, Struktur, Wellness und Frauenpower. Frauenförderung klang an dieser Konferenz wie das tägliche Fitnessprogramm und hatte wenig mehr damit zu tun, was unsere Großmütter meinten, wenn sie gleiche Rechte für Mann und Frau forderten. Die Begriffe schwirrten so stark als Worthülsen, dass ich mehr und mehr zu frieren begann. Denn hinter den Klischees von Vielfalt, Quoten und Sichtbarkeit standen allesamt ähnlich frisierte, gestylte Frauen. Selten habe ich so viele kühle, distanzierte, kontrollierte und bindungsscheue Frauen getroffen. Da wurde taxiert, nachgeschminkt, Nägel poliert, hin- und hergetrippelt und zwischendurch zu Referaten geklatscht, die Allgemeinplätze wie »Männer sind out, Frauen sind in« oder »Die Zukunft ist weiblich« bedienten.

Es gab also auf besagter Frauenkonferenz viele schön anzusehende »Automaten«, deren Energie voll darauf ausgerichtet war, um keinen Preis unkontrollierte Weiblichkeit, Rundheit, Weichheit, unfrisierte Haare oder gar Menschlichkeit preiszugeben. Wie denn auch, in diesem engen Kostüm von Karl Lagerfeld? Misstrauisch beäugten alle einander. »Du bist die Schönste hier, aber Schneewittchen ist tausendmal schöner als Ihr.«
Gelächelt wurde nur, wenn zufällig der Fotoapparat auf die betroffene Frau gerichtet war, und das Lächeln reichte bestimmt nie bis zu den Augen. Wohl deshalb wurden nirgends so viele Beine und Schuhe wie an diesem Treffen fotografiert und nach der Konferenz ins Netz gestellt – denn die Fotografen waren vorwiegend Männer, und selbst die spürten ganz klar: Hier stehen nicht die Menschen im Vordergrund, sondern die Dinge.
Das ganze Ambiente zeugte von einer menschlich-kalten Starre, wie sie dies nur Frauen mit Präzision über Jahrzehnte eingeübt haben, dies teilweise mussten, aber unfassbar gut darin

sind. Vordergründig klang alles nach »Frauenpower«, doch hinter der Fassade schienen Frauen zu stecken, die genau berechnen, wie sie in dieser entfremdeten Businesswelt zielstrebig genau das erreichen können, was sie von Kindesbeinen an gelernt haben: Nur ja niemandem – außer dem Spiegel – zu vertrauen. Ach ja: Bettina Wulff war auch da. Es war klar: Selbst im so gleichgestellten Westen (hüstel) zeigt das Frausein ziemlich unergründliche Tücken.

Nach mehrmaligen erfolglosen Versuchen kam ich ins Gespräch mit einer dieser klassischen Managerinnen. Treffen wir Lisa (Name geändert):

Lisa ist 32 Jahre alt, Marketingfachfrau, trägt ein Kostüm von Max Mara und ihre teuersten Schuhe von Lacoste. Sie erzählt mir ihren Tagesablauf und ihre Lebensplanung präzise, kurz und übersichtlich.
Lisa steht auf und stellt fest, dass sie exakt sechs Stunden und 33 Minuten geschlafen hat. Sie konstatiert: ausreichend Schlaf, auch wenn sie selbst gerne mit weniger auskommen würde. Ihr tägliches Schwimmprogramm absolviert sie mit der Präzision eines Schweizer Taschenmessers. Frisch geduscht, rasiert (gehört unterdessen auch zur weiblichen Routine) und mit Antifaltencreme eingeschmiert, geht sie in ihre High-Tech-Küche und isst ihr sorgfältig abgemessenes Müsli. 200 Kalorien sind damit schon konsumiert, damit hat Lisa 10% des normalen Tagesbedarfs gedeckt. Lisa kleidet sich bewusst, meistens in ein graues oder dunkles Kostüm ohne viel Schnick-Schnack und ohne großen Ausschnitt. Sie schaut in den Spiegel und sieht eine gepflegte Dreißigjährige, die in jedem Businessmagazin ein gutes Porträt einer erfolgreichen, jungen Kommunikationsfrau abgeben könnte. Lisas Tablet spielt die Nachrichten und Börsenkurse ein, sie checkt schnell Mails, SMS und ihr Facebook-Account. Letzteres nicht, um etwas zu posten, nein, um sich über für sie wichtige Kontakte und Meldungen auf dem Laufenden zu halten. Auf dem Weg zur Arbeit gleitet Lisas Blick

über Werbeplakate voller Unterwäsche-Models, und ihr Gehirn ist sofort im Soll–Ist–Vergleich. Ein Modus, der ihr immer passiert, wenn sie eine andere Frau sieht, und sei es auch nur eine auf einem Plakat. »Das könnte mir auch stehen« oder »Die ist sicher geliftet, gephotoshoped oder sieht heute alt aus.« Lisa hat selbstredend immer einen Spiegel dabei.
Lisa arbeitet bei einem großen deutschen Kommunikationsunternehmen und registriert sich mit maschinenlesbarem Mitgliederausweis als Mitarbeiterin Nr. 348. Lisas Welt sind Barcodes – diese kleinen Markierungen auf jedem Produkt, jedem Werbeplakat, jedem Kassenzettel. Auch Lisas Freund passt in das Barcode-Schema. Er arbeitet bei einer Großbank, ist oft unterwegs, und die beiden pflegen ein freundschaftlich-distanziertes, leidenschaftsloses Verhältnis, ungefähr so, wie alle anderen Paare in ihrem Freundschaftskreis. Die Gespräche drehen sich um neue Anschaffungen, die Börsenkurse oder die TV-Serien, die sie im Designersofa liegend gerne anschauen. Ist Lisa besonders gut drauf, schenkt sie ihrem Liebsten einen etwas artistisch angehauchten Porno, von dem sie sich verspricht, dass auch sie davon etwas angeturnt wird. Die beiden planen Kinder, möglichst bald, da Lisa von ihrem Gynäkologen und den Frauenzeitschriften ständig ermahnt wird, ihre biologische Uhr nicht zu missachten. Lisa achtet minutiös auf ihre Fruchtbarkeitszyklen. Deshalb bleibt Lisa auch im mittleren Management, da sie als Chefin ihre Chancen, Kinder großzuziehen eher verbaut sieht. Lisa pflegt zyklische Orgasmen und liest wahnsinnig gerne die Bücher von Charlotte Roche und seit 2012 die gesamte »Fifty Shades of Grey«-Trilogie.

Willkommen in der sterilisierten Welt der nach amerikanischem »Sex and the City« gestrickten deutschen weiblichen oberen Mittelschichts-Vermessungsleben! Willkommen bei den bösen Königinnen der heutigen Zeit!

Schauen wir uns die jungen Managerinnen auf den gängigen, explizit nicht-feministischen Frauenkonferenzen einmal etwas genauer an. Wir erkennen auf einen Blick, wie die kühle Vermesserideologie, der Vergleichsspiegel »Du bist nicht die Schönste im ganzen Land!« viele Frauen auch schon körperlich geprägt hat. Seit Jahren begegnen mir ähnliche Frauen vor allem aus den USA, doch mittlerweile sind sie auch in Deutschland, der Schweiz und Österreich häufiger und uniform anzutreffen. Lange Haare, mittelschlanker bis schlanker Körper, viele High Heels, gepflegtes Make-Up, lackierte Nägel. Unter dem Kostüm hinreißende Dessous, die jedoch eher für den Spiegel als für die Erotik herhalten dürfen. Wenn man nicht aufpasst, verwechselt man ständig die Namen der anwesenden Damen, weil sie so wenig individuell sind. Und, sofern man selbst nicht in das Muster der in einen Uniformlook gepressten Jungaspirantinnen passt, wird man innerhalb von Sekunden von oben bis unten gescannt und auf einer Bewertungsskala von 0 bis 10 ziemlich schnell einsortiert. Die Vorträge auf den entsprechenden Konferenzen gleichen diesen Frauen. Sie sind wenig charismatisch, normiert, kartographiert und in Powerpoint gegossen. Es stehen da unzählige Thesen, die schön aussehen, aber nichts aussagen. Rating ist in – kritisches Denken out.

Viele Frauen verkörpern exakt die Bindungslosigkeit, die Distanz, die kühle Sachlichkeit der bösen Königin von Schneewittchen im Anfangsstadium. Sie sind die Drohnen, deren Target die Auslöschung der eigenen Subjektivität und Weiblichkeit ist. Die Anpassung an Herrschaft ist ihnen zur zweiten Haut geworden. Sie haben sich ihre Strategien von den Männern abgeguckt, beherrschen ähnliche Worthülsen, die schon seit Jahrzehnten bei derartigen Männerkonferenzen ununterscheidbar sind, und scheinen genau dafür Karriere machen zu wollen.

Überall wird der Wunsch nach mehr Frauen in Führungspositionen geäußert. Selbstverständlich! Doch wollen wir die bösen Königinnen überhaupt? Klar doch! Es wäre nur gerecht, dass Frauen auf hohen Posten ebenso schlecht sein dürfen wie die Männer. Doch trotzdem erfüllt mich ein Unbehagen, das ich bei der Forderung nach einer Frauenquote vor 20 Jahren noch nicht gespürt habe. Diese Frauen erfüllen jede Spiegel-Anforderung. Sie sind intelligent, gutaussehend, organisiert. Sind wir indessen sicher, was sie tun werden, wenn der Spiegel unbarmherzig meint: »Du bist die Schönste hier, aber Schneewittchen ist noch tausendmal schöner als ihr«?

Mehr Frauen sind überall erwünscht – aber um welchen Preis? Frauen in Machtpositionen sind dann oft nicht einfach die besseren Männer, sondern die um einiges härteren Menschen. Gertrud Höhler beschreibt dies in »Die Patin« eindrücklich am Beispiel der Bundeskanzlerin, die, wenn auch nicht ganz so gestylt, doch den meisten Frauen, die in Deutschland erfolgreich die steile Männerleiter erklimmen, bezüglich Kälte, Machtanspruch und Distanz ein Vorbild ist. Die von der Kulturphilosophin Christina Thürmer-Rohr schon vor Jahren festgestellte »Mittäterschaft der Frauen« versteckt sich dann gerne hinter einer inszenierten Frauensolidarität – die böse Königin verkleidet sich als nette Marktfrau, die Äpfel verkauft – , welcher es aber unter dem Strich um nichts anderes geht als den eigenen, persönlichen Machtvorteil.

So irrt deshalb die amerikanische Autorin Hanna Rosin, wenn sie meint, das Ende der Männer stehe vor der Tür, und der Aufstieg der Frauen sei unaufhaltsam. Denn es geht beim Aufstieg der Frauen nicht um den Sieg der Weiblichkeit, über den der Frauen als Subjekte, sondern wohl eher darum, dass Frauen in der modernen Wirtschaft nun die besseren Männer sind. Die Frauen steigen auf, weil der Kapitalismus nach den systemimmanentesten Köpfen sucht, egal, ob diese auf einem weiblichen oder männlichen Körper sitzen. Hanna Rosin bringt jedes Mutterherz zum Bluten, wenn sie ihre eigene Tochter mit den Worten lobt: »Am Abend, bevor sie zu Bett geht, macht sie sich eine Liste, was sie am nächsten Tag oder im Lauf der Woche tun muss, (...) Klavier üben, die Blockflöte putzen, Aufsatz in Spanisch schreiben.« Welchen Automaten hat sich denn Ro-

sin hier angezüchtet? Noch schlimmer ist Hanna Rosins Ausfall gegen ihren eigenen Sohn: »als wir über die Schule sprachen, schweiften die Jungen schnell ab. Sie kamen auf Actionhelden zu sprechen und begannen, ›Jäger des verlorenen Schatzes‹ nachzuspielen (...) Man sagt einem Jungen, was er tun soll, und er beginnt bereits, Fluchtpläne zu schmieden.« (Hanna Rosin, Das Ende der Männer und der Aufstieg der Frauen, S. 219)
»Göttin sei Dank – ein normales Kind«, möchte ich hier Frau Rosin laut zurufen!

Wie schreibt Peter Sloterdijk in seiner unnachahmlich direkten Art in seinen Tagebuch-Notizen nach seiner Sendung »Philosophisches Quartett«?
»Die Sendung zur Krise mit dem Marquardschen Titel: Die Kunst, es nicht gewesen zu sein, gelang gerade so halbwegs. Bodo Kirchhoff überzeugte deutlich mehr als Beatrice Weder de Mauro, die ›Wirtschaftsweise‹, die durchweg sehr vorsichtig, unpointiert und ex officio redete. Sie hatte überdies ein klassisches Neo-Primadonna-Schema im Gepäck; einerseits vom Frauenbonus maximal profitiert zu haben, andererseits in der privilegierten Lage zu sein, jeden Hinweis auf ihre Vorzugsrolle in einer Männerwelt strikt ablehnen zu dürfen. Es sind jetzt mit einem Mal die erfolgreichen Frauen, die uns mit der These überraschen, dass Weiblichkeit und Sachlichkeit zwei Namen für ein und dasselbe sind.« (Peter Sloderdijk, Zeilen und Tage, S. 172)

NULLNUMMERN

Size Zero: die Strafkolonie der modernen Frauen. Warum uns Wattepads plötzlich so gut schmecken

Der Trend zur neuen Sachlichkeit der Frauen und dem Verschwinden der realen Frauen zeigt sich nirgends so klar wie im Gipfel der Körpergefängnisse für Frauen namens Size Zero.

Hier wird die bittere Körperideologie der Ausrottung von Weiblichkeit bis in und über den Tod hinaus inszeniert. Size Zero ist die neueste Variante des Schlankheitswahns. Sie entspricht der deutschen Größe 32 und wäre eigentlich normal für ein zwölfjähriges Mädchen. Leider wird diese Perversion schon von vielen Frauen, vor allem im Mode- und Designbusiness, als »normal« empfunden: Da führen Milliarden von Menschen einen täglichen Überlebenskampf um Nahrung, während in der westlichen Welt der »verhungernde« Körper als Schönheitsideal gepriesen wird.

Machtverhältnisse schreiben sich buchstäblich in den menschlichen Körper ein. Franz Kafka beschreibt das in seiner »Strafkolonie«. Ein Offizier zeigt dem Besucher eine Maschine. Auf dieser werden alle zum Tode Verurteilten hingerichtet. Die Angeklagten werden auf ein bewegliches Brett geschnallt, auf dem ihnen das Urteil sprichwörtlich auf den Leib geschrieben wird. Die Unwissenden, die während des Prozesses nie erfahren, worin ihr Verbrechen eigentlich bestand, werden bis zum grässlichen Tod durchbuchstabiert. Der Körper trägt also auch über den Tod hinaus noch die Zeichen der Schuld und wird so zur Unheil verkündenden Warnung.

Die moderne Strafkolonie ist heutzutage der Laufsteg der vermeintlich Schönen, und die jungen Frauen sind dabei die Ahnungslosen. Der einzige Unterschied zu Kafka besteht darin,

dass die Models nicht aufs Brett gespannt werden, sondern sich freiwillig von der Todesmaschine, die Hunger heißt, so lange durchbuchstabieren lassen, bis ihre Maße dem herrschenden Ideal entsprechen.
Selbst Kafka, der auch kein durchschnittlicher Mensch war, hätte sich verwundert die Augen gerieben, wenn er die Lieblingsmahlzeit vieler Models gesehen hätte: in Orangensaft getränkte Wattepads. Wahrscheinlich würden die Models sogar aufhören zu atmen, wenn man ihnen erzählen würde, dass Sauerstoff dick macht.
Jedes Mal, wenn wieder eines der halbwegs bekannten Mädchen am Hungertod stirbt, gibt es einen Aufruhr in der Presse und in der Modeindustrie und scheinheilige Bekundungen, solch tragische Fälle nie mehr vorkommen zu lassen, um kurz darauf genau so weiterzumachen, als sei nichts passiert.
Der Schlankheitswahn der heutigen Zeit, der seinen Anfang schon in den 60er Jahren mit Twiggy als Schönheitsideal genommen hat, ist in seiner Radikalität kaum mehr zu steigern. Der Trend hin zum Verschwinden des weiblichen Körpers korrespondiert mit dem ökonomischen und politischen Aufstieg der Frauen – dies ist alles andere als ein Zufall. Denn der Aufstieg der Frauen bedeutete nicht den Sieg der Mütterlichkeit, über die anderen, der unkontrollierbaren, der freien, der lustvollen Frau, der Fruchtbarkeitsgöttin, der weisen Frau, nein: Er war ein Aufstieg, der die Frauen über die Jahrzehnte hinweg zu den besseren Männern machte. So ist es eigentlich logisch, dass Frauen so dünn werden, wie ihnen dies die häufig homosexuellen Designer-Männer und die in den Hochglanzzeitschriften so cool inszenierten Schwestern immer wieder zuflüstern. Zudem führt der verinnerlichte Kamerablick der meisten Frauen dazu, dass sich auch normalschlanke Frauen immer etwas zu dick finden – glauben Sie mir, ich weiß, wovon ich spreche.

Obwohl die Wissenschaft immer genauer definiert, was ein »normaler« Body-Mass-Index ist, was also gemeinhin als gesund und erstrebenswert gilt, unterlaufen Schauspielerinnen

und Models diesen Wert wie Limbotänzer die tief gesetzte Stange. Aber nicht nur die menschlichen Kleiderbügel der erfolgreichen Mode- und Kulturindustrie kasteien ihre Körper bis zum Verlust ihrer Substanz, nein, auch die normalen Frauen in Business, Politik und im Haushalt müssen sich ständig disziplinieren.
Denn zur Leistung einer erfolgreichen Frau gehört nicht nur ihre Kompetenz, sondern ihr gutes, d. h. schlankes Aussehen. Es gibt nirgendwo in der westlichen Welt eine erfolgreiche Managerin, Politikerin, Intendantin, Chefredakteurin, welche den natürlichen Zerfall des Alters locker, leicht und akzeptabel leben kann. Zum Leistungsausweis aller erfolgreichen Frauen gehört der Zwang, sich einigermaßen attraktiv, das heißt auch medien- und bildkonform zu erhalten.

Wehe, wenn der Körper einer in der Öffentlichkeit stehenden Frau sich verändert, und sie ist nicht schwanger! Dann schlägt der Kamerablick mit voller Kraft zu. Doch: Hand aufs Herz? Wie oft haben Sie selbst schon eine andere Frau aufgrund ihres Gewichts bedauert? Oder gar sich selber?

Size Zero also das Trendmaß für alle Frauen, was eigentlich nichts anderes bedeutet als die Vernichtung aller Formen, die noch an Frau erinnern. Offenbar muss die körperliche Präsenz von Frauen, je stärker sie in der Öffentlichkeit wichtige Jobs übernehmen, als echte Frauen in den Leitmedien, Kultur, Fashion, Pop verschwinden.
Natürlich ist solch ein Wertewandel nur in einer Mediengesellschaft wie der unseren machbar, in der aus den neurotischen Wunschvorstellungen einiger weniger Meinungsmacher eine Doktrin geworden ist, die kaum mehr hinterfragt wird. In den Redaktionen von Fernsehsendern und Zeitschriften hat sich mittlerweile eine riesige Ansammlung von unpolitischen, schlichten Gemütern eingenistet, deren einzige kritische Reflexion ihr eigenes, offenbar wenig geliebtes Spiegelbild ist.

Wie aber ist es den Medien gelungen, Bilder zu etablieren, die eine solche Suggestivkraft ausüben, dass sie sich wie ein schleichendes Gift in das Bewusstsein der Menschen einträufeln? Warum haben wir uns so bereitwillig einreden lassen, dass ein quasi unerreichbarer Zustand körperlicher Perfektion das einzige sei, was uns als Menschen glücklich machen könnte?

Wahrscheinlich weil wir der Idee, Gefühle zu verneinen oder lächerlich zu machen, viel abgewinnen können, vor allem, wenn es uns schlecht geht. Diese Indoktrination konnte nur funktionieren, weil ein Teil von uns schon immer für den Zweifel offen war. Es sind genau diese Unsicherheit und der Zweifel bezüglich der eigenen Person und ihrer Stärken, die uns so empfänglich machen für jedes noch so unsinnige Modediktat. Frauen haben keinen eigenen Ausdruck dafür, was sie in ihrer Kreativität alles möchten und könnten, also verstecken sie sich lieber. Mädchen von heute kopieren mit ihrem Streben, mit ihren perfekten Schulleistungen, mit ihrer Unauffälligkeit die jahrhundertealte Anpassung der Frau an ein von Männern geprägtes System, während die Jungs heutzutage immer noch ausbrechen wollen, dafür aber mit Ritalin ruhiggestellt werden.

Dass ausgerechnet Frauen Size Zero nachleben, macht nur vor dem Hintergrund einen Sinn, dass Frauen sich offenbar nie in den Mittelpunkt stellen dürfen, wollen und es tun. Eine Frau mit Kleidergröße 32 ist nie bedrohlich – da kann sie schreien, so viel sie will, sie bleibt ein »Strich in der Landschaft«. Wie stark der Druck ist, zeigt das Beispiel der attraktiven Jennifer Lawrence, die perfekt die Hauptfigur »Katniss« im Film »Die Tribute von Panem« verkörpert. Sie musste ihr Gewicht vor der versammelten Presse mit dem Satz »Ich will, dass mich die Leute als Frau sehen« verteidigen. Ein Gewicht von 55 Kilogramm bei einer Größe von 1.75 m liegt gefährlich nah am Untergewicht. Wahnsinn, finden Sie nicht?
Frauen dürfen mittlerweile Karriere machen, aber man soll sie doch bitte dabei nicht zu sehr sehen oder gar hören.

Die Psychologin Julia Onken plädiert deshalb seit Jahren für eine »Selbstermächtigung« der Frauen, die auch darin besteht, sich mit seinem eigenen Körper zu versöhnen. Doch leider sieht selbst der tödliche Mix von Designer-Kleiderstangen und Size Zero, welcher alle Frauen auch im eigenen Kopf zu Nullnummern degradiert, immer noch viel zu elegant aus, als dass dem viele Frauen ausweichen könnten.

Jedes Hochglanzmagazin druckt in sklavischer Ergebenheit die Pariser Modeschauen ab und lässt die Designer unreflektiert ihre Sicht der Dinge ausposaunen.
Die Modeindustrie schneidert mittlerweile nicht mehr nur Kleider, sondern hat die Deutungshoheit über den weiblichen Körper übernommen. Ausgerechnet! Zumeist homosexuelle Männer definieren den gesellschaftlich relevanten Frauenlook so perfekt, dass auch mein lieber, heterosexueller Freund Markus meint: »Ich liebe und begehre Frauen. Doch dicke Frauen kann ich nicht ausstehen.« Könnte es sein, dass in unserer mehr und mehr sterilen Welt »Dicksein« zu sehr nach Menschlichkeit riecht, die es wegzuräumen gilt? Schauen Sie doch auf die diversen Moderatorinnen und Moderatoren. Fällt Ihnen nicht auch auf, wie wenig individuell die alle aussehen? Wie gelackt, wie geschmiert, wie völlig banal? Hübsch, attraktiv, nett anzusehen, ja, alles gegessen, aber einzigartig? Da lobe ich mir trotz allem Thomas Gottschalk – aber nur wegen seiner Individualität!

Zurück zur Aussage von Markus. Das Traurigste ist: Dicke Frauen können sich – von großartigen Ausnahmen abgesehen – oft selbst nicht ausstehen. Das eigene Gewicht drückt so auf die Seele, dass die Schwere wirklich abstoßend daherkommt. Marianne Sägebrechts gibt es aber leider viel zu selten! Einzig die jungen Frauen erlauben sich heutzutage noch etwas Fülle, und aus dem Gespräch mit ihnen weiß ich: Die Jungs sind ganz scharf drauf, weil sie genug haben von den hochorganisierten, perfekt gestylten Mädchen, die sich nur ab und an etwas Sex reinziehen, aber im Wesentlichen Ruhe wollen, um in der Schule, im Studium und im Beruf die Beste zu sein. Füllige Mädchen freuen sich über einen Freund, dünne Mädchen fühlen sich von einem Freund viel eher in ihrer Disziplin der Schneekönigin gestört.

Doch oft stehen sich Frauen, ganz gleich welcher Form, selbst im Weg. Ich erinnere mich an ein Erlebnis im Frauenseminar. Dort wies eine Teilnehmerin ständig auf ihren unförmigen Körper hin. Ehrlicherweise muss ich gestehen, habe ich ihre 120 Kilo zu Anfang weder gesehen noch bewertet noch in irgendein Raster gestellt. Ich habe eben schon einen anderen Blick auf Menschen. Doch ihr ständiges »Ich würde ja so gerne eine neue Stelle suchen, aber als Dicke hab ich keine Chance« ließ mich mit der Zeit nichts anderes mehr sehen als ihre Unförmigkeit. In meiner grenzenlosen Naivität und aus langjährig eingeübter Frauensolidarität übernahm ich aus Mitleid dann in einem Rollenspiel die Rolle der Dicken, um die arme Frau zu entlasten.

SIZE ZERO MACHT FRAUEN UNSICHTBAR.

Hoppla! Das hätte ich wohl besser sein lassen! »Tue nie etwas Gutes, sie könnte es Dir nie vergeben.«, lautet der ernüchternde Spruch einer meiner Freundinnen. Wie wahr! Die Dicke nahm mir meinen Akt der Solidarität übel. Sie wollte nicht, dass ich zum Ausdruck brachte, dass ich spürte, was in ihr vorgeht. Als Zeugin ihrer Scham und ihrer Unsicherheit musste ich verletzt werden. Das ist übrigens ein bekannter Mechanismus unter verletzten Menschen. Deshalb fördern oft Frauen in Chefpositionen keine anderen Frauen und schon gar nicht ihre Mitstreiterinnen. Denn die sind als Zeuginnen einer Vergangenheit, in der der gemeinsame Kampf auch seine Schwächen zeigte, nicht erwünscht. Auch meine Dicke aus dem Frauenseminar schlug in ihrer Schwäche ziemlich geschickt zurück. Während einer Kaffeepause fragte sie mich scheinheilig, wie alt denn die Porträts auf meiner Homepage wären. Ich sähe auf den Bildern fantastisch aus, ich hätte auch dieses hässliche

Feuermal nicht und ja, sie hätte mich auf den ersten Blick gar nicht erkannt.

Wenige andere Gefühle vermögen den Hass einer sich selbst hassenden Frau gegen eine andere zu übersteigen. Lesen Sie die Ausfälle gegen die feministische Übermutter Alice Schwarzer, und Sie wissen sofort, was ich meine.
Dem Medien- und Machtspiegel zu trotzen ist das eine. Doch etwas anderes ist es, diese geballte Ladung an sterilen, homogenisierten und pasteurisierten Menschenbildern einer Frau gegen eine andere Frau auszuhalten.

Das Erlebnis zeigt, dass weder die Dicke noch die Dünne sich jemals in ihrem Leben Ruhe gönnen können, was ihr Äußeres betrifft.

Die amerikanische Schauspielerin Ashley Judd brachte diese Perversion des öffentlichen Gespräches über den Körper von Frauen auf den Punkt. Ihre Aussage wurde innerhalb von Minuten in den sozialen Medien tausendfach geteilt, doch weder Leitmedien noch TV nahmen die Diskussion auf. Zu stark sind die Widerstände, sich wirklich, politisch und kulturell, damit auseinanderzusetzen, was mit den Frauen im Westen äußerst sichtbar passiert. Sie sagte:
»Das Gespräch über die Körper von Frauen wird außerhalb geführt. Gleichzeitig ist es an uns gerichtet und wird an uns verkauft. Es wird so genutzt, um uns Frauen zu definieren und zu kontrollieren. Das Gespräch zu Frauen ist omnipräsent, es passiert überall, öffentlich und privat. Wir werden ausführlich beschrieben, unser Gesicht und unsere Körper werden ständig analysiert. Wir werden auseinandergenommen, unser Wert wird bestimmt und zugeschrieben auf dieser Grundlage. Es ist eine Reduktion der Persönlichkeit und eine einfache körperliche Objektifizierung. Unsere Stimmen, unsere Persönlichkeit, unser Potenzial, unsere Errungenschaften werden regelmäßig minimiert und verschwiegen.«

Der tödliche Mix von Designer-Kleiderstangen und Size Zero ist offenbar verführerischer als ein Croissant zum Frühstück im Bett mit dem Liebsten. So gibt auch eine Mehrheit von Frauen an, sofort auf Sex zu verzichten, wenn sie dadurch garantiert schlank blieben. Allein das Konzept einer derartigen Umfrage sagt eigentlich schon alles darüber aus, wohin der Mainstream die Frauen offenbar führen will.

MEIN KÖRPER – MEINE RELIGION

Schöne neue Welt? Unser Irrweg in die Biodiktatur

Der Körperkult ist in der westlichen Welt der Ersatz für den Wegfall der traditionellen Religionen. Die Menschen von heute müssen ihr Leben via Gnade der Geburt und harter Schönheitsarbeit »erkämpfen«. Die Sinnsuche findet in der Heiligsprechung des Körpers eine allgemeine Akzeptanz. Dies nicht nur bei Fitnessgurus oder Marathonsüchtigen, sondern auch bei den Medizinern, Gesundheitskampagnen und allgemein »vernünftigen« Menschen, die wissen, was »dem Menschen« wirklich guttut. Der Körper als Religion bietet gegenüber anderen Religionen zudem den Vorteil, dass dieser Glaube nicht gottgegeben, sondern jeden Tag neu gestalt- und formbar ist.
Im Namen der Schönheit, der Gesundheit, der Körper legen sich deshalb Millionen von weiblichen Menschen (einige schon als Kids, Teenager und erwachsene Frauen) unter das Messer. Zeit- und kostspielig werden so Schamlippen verkleinert, Gesichtslippen aufgeplustert, Nervengifte ins Gesicht gespritzt, literweise Fett abgesaugt. Attraktiv ist nur noch der Körper – deshalb redet Natasha Walter davon, dass junge Frauen nur noch schön, aber nicht intelligent sein wollen. Dass das nicht einfach »schön« oder gar »normal« ist, sondern in den Körper eingeschriebene Politik, sollte nun jeder klar sein. Ist es aber nicht, und so kriegen wir durch eine kassenklingelnde Industrie ständig Stolpersteine auf unseren Weg zur Selbstwerdung gelegt.

Wie Frauen mit sich und ihrem Körper umgehen und welche Formen sie aufweisen, ist also nicht in erster Linie biologisch und durch freie feministische Wahl bestimmt, sondern durch unreflektierte Macht.
Wenn »Mensch« im breiten Verständnis mit »Körper« gleichgesetzt wird, dann gehört alle Zeit dem Körper. Dann fehlt ein

ganz großer Teil dessen, was Menschen eben auch ausmacht. Welch ein Leben muss das sein, das sich ausschließlich dem Erhalt des eigenen Körpers widmet? Schauen Sie sich um! Ziemlich schäbig, wenn auch hübsch anzusehen. Nicht das Menschliche ist dabei Programm, sondern nur noch der Zweck.

Eine Welt, die nur noch aus Körpern von Menschen besteht, die durch Geburt und Tod definiert werden, ist philosophisch gesehen unglaublich öde und leer. Das vollständige Verschwinden einer echten Sorge um Unsterblichkeit, die sich jenseits vom Körper in einer gemeinsamen Welt – vor allem auch durch Sprache – entwickelt, produziert obsessive narzisstische Selbstbetrachtung und ständige Überschätzung des Körperlichen. Wenn Miss Germany 2007 auf ihrer Reise zur Ausscheidung Miss Universum zu Spiegel Online ganz ehrlich meint: »Eine Miss Universum kann die Welt verändern«, ist es wohl auch für mich höchste Zeit, sofort eine Diät zu beginnen.

Der Körperkult betrifft nun nicht nur das gegenwärtige, sondern auch das künftige Menschenbild. In den Labors dieser Welt wird schon jetzt an den Ingredienzien künftiger Menschen rumgetüftelt. Kinder auf Bestellung müssen gewissen Schönheitsidealen entsprechen – damit verbauen wir das Recht jeder Generation, ihr eigenes Gesicht und ihre eigene Freiheit zu bestimmen.

Die pränatalen Verfeinerungsmechaniken und die sofortigen nachgeburtlichen Schönheits- und Gesundheitsinterventionen bestimmen auch die nächsten Generationen. Die Wahlfreiheit für ein individuelles Antlitz wird durch das Labor verhindert. Verloren geht das Wissen um Unperfektheit, die den einzelnen Menschen zu dem machen kann, was er ist.

Ich selber trage beispielsweise seit meiner Geburt ein großes und sehr auffälliges Feuermal, ein so genanntes Naevus Flammeus, in meinem Gesicht. Wer mich länger kennt, sieht den roten Fleck schon längst nicht mehr. Mich hat mein Muttermal nie gestört, im Gegenteil, es verleiht mir genau die individuelle Note, die zu meiner Art, zu meinem Denken, Reden und Schreiben passt. Doch seit etwa fünf Jahren werde ich immer häufiger von völlig fremden Menschen auf meinen »Geburtsfehler« aufmerksam gemacht. Kassiererinnen fragen mich besorgt, ob ich unter einer Allergie leide, geben mir ungefragt Ratschläge und meinen unisono auf meine Bemerkung: »Das ist keine Allergie, sondern ein Muttermal.« »Ach, das können Sie nun mit Laser locker wegmachen lassen!« Wenn ich dann in aller Selbstverständlichkeit meine: »Um Himmels willen, alles, nur das nicht!«, werde ich wie eine fremde Spezies im Zoo bestaunt. So werden Defekte kreiert. Denn inzwischen sind es nicht nur die besorgten Kassiererinnen, sondern immer häufiger auch die Gesundheitszeitschriften, die vor Muttermalen warnen. Schließlich versteckt sich Hautkrebs besonders gerne hinter einer an sich gutartigen und seit Jahrzehnten geliebten Hautpartie.

Die harmlose Muttermalsgeschichte zeigt weniger harmlose Grundtendenzen. Wir impfen heutigen Menschen unsere Vorstellungen von »gesunden« Menschen ein und beeinflussen damit künftige Generationen. Ist das nicht krank?

Wir pathologisieren Unregelmäßigkeiten im individuellen Aussehen als körperliche Makel. Das beginnt bei der Zahnspange, die mittlerweile alle amerikanischen Kinder mit denselben Kiefern in die Kamera lächeln lässt (außer sie stammen aus der Unterschicht), geht weiter über die Ohrkorrekturen, Lippenstellungen, Naserichten etc. Selbstverständlich »verschönern« all diese Interventionen die betroffenen Menschen. Ebenso selbstverständlich wird so das Bild der Menschen von klein auf normiert. Denn wenn jeder sichtbare Unterschied ausgemerzt ist, dann fehlt die individuelle Unterscheidbarkeit.

»Hässlich« steht für »ungesund«, »schön« für »gesund«. Im Namen der Gesundheit wird die herrschende Ideologie des Schönheitshandelns nicht nur den Lebenden, sondern auch den noch nicht geborenen Menschen sprichwörtlich eingepflanzt.
Die Verfügbarkeit von Kindern ist weit fortgeschritten – besonders in den USA und in Israel, wo Leben oft nicht nur als das höchste Gut, sondern auch als das der Gemeinschaft anzupassende Gut angesehen wird.

Ein geistig behindertes Mädchen namens Ashley aus den USA macht im Januar 2007 weltweit Schlagzeilen. Das Bild des Mädchens, das die Eltern Pillow Angel nennen, geht um die Welt. Ashley werden in mehreren Operationen Gebärmutter und Brustdrüsen rausgeschnitten, und mit einer Hormonbehandlung wird das Wachstum gestoppt. Ashley kann als behinderter Mensch ihr Leben als Kleinkind verbringen. Sie bleibt leicht, hört nicht auf zu lächeln, sie wird durch Erwachsenenhormone nicht gestört, ihre nicht-existierenden Brüste schränken das Brustkrebsrisiko ein, sie versteht nichts, sie gefällt ihrer Umgebung, sie bringt Liebe und Freude, und sie verursacht ihren Betreuern keine Rückenschmerzen. Ashley »muss« nicht erwachsen, alt, schwer, mühsam, krankheitsanfälliger werden. Sie ist als »leichtes Mädchen« zwar behindert, aber keine Störung, sondern vor allem Freude. Ashley ist sprechendes Zeugnis eines Menschen, dessen Körper so umfunktioniert wird, dass er anderen Menschen und sich selbst nicht zur Last fällt. Es ist ein Bild eines Menschen, der in liebevoller Obhut verantwortungsvoller Eltern leicht, lächelnd, nichts verstehend, aber allen Freude bringend, maschinell gut unterstützt, relativ leicht zu betreuen, für das Sozial- und Gesundheitssystem eine Minimalbelastung darstellt.

Mehr und mehr werden also Schönheits-, Gesundheits- und Sozialideale nicht einfach von der jeweiligen Generation übernommen, sondern sie sind schon in Fleisch und Blut übergegangen.

Was heute noch als Gesellschaft, Kultur und individuelles Zeichen gilt, ist in zwei, drei Generationen Biologie. Die Menschen werden via Biologie den gesellschaftlichen Vorstellungen angepasst und nicht umgekehrt. Die neuen Religionen heißen dann: Gesundheit und Wohlbefinden auf dem Weg zu einer schönen neuen Welt. Das ist nur wenigen Menschen bewusst, sie reden lieber von der digitalen Demenz, anstatt zu realisieren, dass wir mitten im Prozess der biologischen Demenz stecken. Und wir reden viel zu wenig darüber. Hier nochmals Hannah Arendt: »Es zeigt sich nämlich, dass die ›Wahrheiten‹ des modernen wissenschaftlichen Weltbilds, die mathematisch beweisbar und technisch demonstrierbar sind, sich auf keine Weise mehr sprachlich oder gedanklich darstellen lassen.« (Hannah Arendt, Vita Activa, S. 411)

Dabei wäre es wichtig, uns über all die Phänomene, die uns entgegenstarren, mal ausführlich zu unterhalten und Grenzen zu setzen. In den Diskussionen darüber muss ich mich immer ziemlich sophistischen Fragen stellen.
Wo bitte liegt – außer graduell – der Unterschied zwischen Haare färben, Fingernägel lackieren, Zahnspangen einsetzen, Muttermale lasern und dem schon etwas umstritteneren Fettabsaugen, Organtransplantationen, Silikonbrüsten und Botox-Mimik? In einem derartig gleichgültigen Menschenbild, so meine Antwort, gibt es ja eigentlich auch keine Unterschiede zwischen Rind-, Hunde- und Menschenfleisch, also: Weshalb essen wir denn kein Menschenfleisch?

Hallo? Eine gemeinsame Welt gründet eben nicht auf einer Gleichgültigkeit, auch nicht auf einer abstrakten Vernunft oder einer gemeinsamen Interessenlage (»Alle tun das doch«), sondern auf bestimmten Kompetenzen, die jedem Menschen mitgegeben werden müssen, die helfen, Tatsachen richtig zu beurteilen und menschliche Urteilskraft zu üben.

Die Informationspflicht aller werdenden Mütter in den USA ist beispielsweise schon so weit gediehen, dass diskutiert wird, ob Mütter, die sich wegen schlechter Ernährung (mangelnde Folsäure) und ungesunden Lebenswandels (Rauchen, Alkohol) vor ihrem Nachwuchs selbst zu verantworten haben und von allen Versicherungsleistungen ausgeschlossen werden sollen – mit Ausnahme der Privatversicherungen selbstverständlich. Ebenso versicherungs-unmöglich soll der Fall des Down-Syndroms (Mongolismus) werden.

So verwandeln sich gegenwärtige Menschenbilder schnell in ein Todesurteil mit Ultraschallbild. Selbstverständlich redet – außer den religiösen Fundamentalisten, denen es bei diesen Fragen nur um die Verfügbarkeit der weiblichen Reproduktion geht – niemand von einem Todesurteil, sondern von einem Schwangerschaftsabbruch, der zudem nicht obligatorisch, sondern eine »freie« Entscheidung der betroffenen Eltern ist. Verstehen Sie mich nicht falsch. Abtreibung muss und soll möglich sein und für die betroffenen Mütter möglichst schmerzlos. Doch ebenso sollten wir uns als Menschen erlauben, Menschen willkommen zu heißen, deren körperliche Beschaffenheit völlig anders ist. Naiv? Wahrscheinlich. Dass dies jedoch zur täglichen Praxis der Menschenkonstrukteure von heute gehört, zeigen die Zahlen zum Mongolismus. Schon 2006 titelte das Magazin der Süddeutschen über Down-Syndrom-Kids: Vom Aussterben bedroht.

Sie sehen, wie der anfänglich harmlos scheinende Imperativ des Schönheits- und Gesundheitshandelns zu einer Religion der menschlichen Dingwerdung mutieren kann. Es ist höchste Zeit für kluge Fragen und Antworten. Nicht die Frage nach dem Unterschied zwischen privatem Schönheitshandeln ist entscheidend, sondern die Frage, inwiefern wir schon auf dem Weg zu einer mit finanziellen Anreizen gestalteten Biodiktatur sind.

Die menschliche Kälte, die solche Diskussionen begleitet, ist für noch nicht ganz hartgesottene Menschenmechaniker ziemlich erschütternd.
Im »Bildnis des Dorian Gray« beschreibt Oscar Wilde, wie sich der Held der Geschichte in sein eigenes Bild so verliebt, dass er sofort bereit ist, seine Seele aufzugeben, nur um seine griechisch-göttliche Schönheit auf immer zu bewahren. Das Porträt, sein Bild will er nie ändern. Er geht einen Pakt ein, der ihn zum hässlichsten Menschen der Welt macht, während er äußerlich ewig schön, jung und verführerisch bleibt. Nur das Bildnis von Dorian zeigt die Abgründe. Das Bild zeigt über die Jahre dann ein Porträt eines verrotteten, alten, bösartigen Mannes. Das Bild auf dem Dachboden zeigt Dorian Grays wahre Natur: Es ist ein Porträt eines bitteren Mannes, der zu keinerlei Liebe fähig ist. Doch Dorian kann mit seiner glatten Oberfläche ein Leben führen, das kein Mitleid, kein Mitgefühl und keine Menschlichkeit kennt. Ein zerstörerischer Engel. Der Roman erzählt von einer unfassbaren Kälte, und wissen Sie was? Schon öfters sind mir weibliche und männliche Dorian Grays auf Kongressen begegnet, denken Sie an Lisa!

TRAGEN MEINE HITZEWALLUNGEN ZUR KLIMAERWÄRMUNG BEI?

Von Hormontheologen, Chromosomenverehrung und Schimpansinnen ohne Menopause

Thema: Menopause. Während normalen Beobachterinnen und Beobachtern in westlichen Demokratien sofort auffällt, dass sich Frauen im Alter in jeder Hinsicht (physisch, emotionell, intellektuell) wirklich besser halten als die gleichaltrigen Männer, wird ein Mythos des Mannes im besten Alter und der Frau, deren Datum abgelaufen ist, kreiert.

Die ehemalige schwedische Vizepräsidentin der Europäischen Kommission hatte an ihrer Tür den Spruch hängen: »Do you think my hot flushes add to Global Warming?«

Leider sind derart humorvolle Zugänge zum Älterwerden der Frauen selten. Besonders in den angelsächsischen Medien wird ein Frauenbild kreiert, das nur noch pathologisch genannt werden kann. Die Französinnen sind diesbezüglich viel lockerer, und sie haben es auch leichter. Vergleichen wir die Frauenzeitschriften in Deutschland und in Frankreich, stellen wir fest: Frauen in Deutschland kommen in die Menopause, Frauen in Frankreich haben junge Liebhaber.

Alter als Erfahrung, Alter als menschliches Erleben ist auch im gängigen Gesundheitssystem nicht als Bild vorhanden. Denn da werden die Alten mittlerweile als Kategorie und ihre Biologie als Programm behandelt. »Die Alten« sind diese schwammige, kostenverursachende, eher lästige Masse, die es in möglichst altersgerechten Behausungen möglichst lange am Leben zu erhalten gilt. Sie werden in schönen Altersheimen gut versorgt und entlasten dabei ihre Kinder von der aufwändigen, manchmal nervtötenden und Arbeitsstunden verschlingenden Pflege. Der Wortlaut der Tagesschau-Meldungen: »Wir werden immer älter« ist schon uniform. Wo bleibt das Bild: »Die Menschen müssen heutzutage nicht mehr jung sterben«?

Viele Frauen fühlen sich wie die biblische Sarah, obwohl sie sich ab 40 Jahren meist besser fühlen als mit 20. Doch das innere Bild korrespondiert nicht mit dem äußeren. Die Jahresfixierung ist Teil der Eroberung des Menschen als Bild, das Leben nur noch als Jungfleisch definiert. Es wäre höchste Zeit, die kulturelle Pathologisierung, die sich in Symptomen wie Kopfschmerzen, Zahnfleischschwund, Wallungen, Rückenschmerzen, Nachlassen der Knochendichte, trockene Schleimhäute, glanzloses Haar etc. zeigt, statt medizinisch, psychologisch und philosophisch zu behandeln.

Aus neueren medizinischen Studien wissen wir, dass Menschen sensibel reagieren, wenn man ihnen erzählt, sie seien für gewisse Krankheiten besonders anfällig. Die flächendeckenden medialen Diskussionen um die Menopause und speziell um die Osteoporose könnten Frauen Beschwerden empfinden lassen, die sie ohne mediale Verbreitung vielleicht gar nicht hätten oder unter deren Symptomen sie kaum leiden würden. In den letzten Jahrzehnten wurden beispielsweise Männer ohne jegliche Beschwerden, aber mit einem schlechten medizinischen Prostatabefund, operiert und somit ihrer sexuellen Potenz bis ans Ende ihres Lebens beraubt. Heute stellt man fest, dass hier eine eindeutige Überindikation stattfand.
Natürlich geht es Medizinern in erster Linie immer nur um das Wohl der betroffenen Frauen. Doch die fehlende soziale, kulturelle und philosophische Einbettung gefeierter, alter Weiblichkeit macht Frauen krank, die nie krank sein sollten. Frauen in der Menopause sollen sich schlecht fühlen, und sie werden seit Jahren als gut zahlende Pharmakonsumentinnen geschickt um ihr Geld gebracht.

Die Hormontheologie hat diesbezüglich in den letzten 50 Jahren perfekte Arbeit geleistet. Frauen sind so weit pathologisiert,

dass sie ihr hormonelles Durcheinander nicht mehr nur vorgeschrieben bekommen, sondern tatsächlich auch erleben. Für variationsreichen Selbsthass waren Frauen schon immer sehr ansprechbar.
Verstehen Sie mich nicht falsch. Selbstverständlich fühlen sich die meisten Frauen in der Menopause wahrscheinlich genau so, wie ich dies beschreibe, und erwiesenermaßen spielen die Hormone manchmal verrückt. Doch ich wehre mich dagegen, Frauen ständig als Ort des Verbrechens zu charakterisieren:

Die französische Feministin Luce Irigaray zeigt in ihrem 1980 erschienenen Buch »Speculum«, wie sich nicht nur die Medizin, sondern auch die Philosophie des menschlichen, vor allem des weiblichen Körpers bemächtigt. Dabei zeigt Irigaray, dass sämtliche Unterschiede zwischen männlichen und weiblichen Körpern nicht als Unterschiede, sondern als Mehr-, respektive Minderwerte beschrieben werden. Im Vergleich sind Frauen immer weniger. Frauen sind kleiner, leichter, haben weniger Gehirnmasse, weniger Muskeln, kleinere Geschlechtsorgane usw. Der weibliche Körper ist in dieser Herrschaftslogik, die sich in den Medien überall und unreflektiert verbreitet, deshalb immer weniger. »Der weibliche Körper wird in einem Vergleich zum corpus delicti, dessen Verbrechen darin besteht, ›weniger‹ Körper zu sein, als die Norm es gebietet«, meint Philosophieprofessorin Annemarie Piper.
Deshalb ist es höchste Zeit, die Menopause als Politikum und nicht nur als individuelle »Störung«, »Unausweichlichkeit« und relativ peinlich, privat zu behandelnde Krankheit zu diskutieren. Denn dass die Wechseljahre für Frauen in einer auf »Jungfleisch« getrimmten Gesellschaft, die sowohl kulturell, ökonomisch, politisch und in punkto Macht streng entlang der Geschlechtergrenze verläuft, schmerzhaft sind, ist leicht erkennbar. Charisma, Ausstrahlung, Würde sowie ein schönes Alter sind in einem Wertesystem, das nur den banalen Lookism belohnt, nicht so einfach zu leben. So ist die Somatisierung der Wechseljahre wohl kein Zufall.

Der menschliche Körper ist immer mehr, als uns die Hormontheologen einflüstern. Wenn jemand käme und behaupten würde, das Klavier spiele die Musik und nur es allein, würden wir laut lachen. Sind wir indessen im Alterungsprozess und leiden darunter, bleibt uns das Lachen im Hals stecken.

Nehmen wir das Bild des Klaviers und übersetzen es auf die DNA, so, wie dies der Professor Joachim Bauer in seinem Buch »Das Gedächtnis des Körpers« tut. Die DNA ist wie das Klavier. Zum Klingen bringen die DNA die Beziehungen und die Lebensstile. Joachim Bauer zeigt eine Welt, die viel komplexer ist, als die reduktionistischen Biotheologen sie wahrhaben wollen. Es ist bekannt, dass Beziehungen und Umweltbedingungen die DNA verändern. Schon 20 Minuten Joggen täglich verändert die Genstruktur. Also: Der Mensch ist eben auch ein Beziehungswesen. Der Hirnchirurg Antonio Damasio schließt aus seinen jahrzehntelangen Untersuchungen sogar: Ich fühle, also bin ich.

Die medienpräsente Menopause-Diskussion fällt mit Machtzuwachs der Frauen in den westlichen Industriestaaten zusammen. Sie korrespondiert »zufälligerweise« mit der Neu-Altdefinition des Menschen als vorwiegend biologischem Apparat. Ich denke, dass die Diskriminierung älterer Menschen, insbesondere älterer Frauen, System hat. Doch hier könnten Psychologinnen mehr Auskunft geben als ich, deshalb lasse ich den Befund so stehen.
Wenn Medien, Wissenschaft und Kultur Frauen ausschließlich via Geschlechtsfunktionen – und nicht als Lebewesen – betrachten, wird die Menopause zur einzig gültigen Referenz. Älteren Frauen wird zudem mit »unfruchtbar« gerne auch die Sexualität abgesprochen ... weil die weibliche Sexualität reifer Frauen Männer eventuell überfordert. Vor allem die älteren Männer.

Auffällig ist auch, wie Evolutionsbiologen gerne in die Tierwelt schauen, um Weibchen zu diskriminieren, respektive die Männ-

chen zu überhöhen. Nur in einem Fall bleiben sie erstaunlich ruhig ... Richtig – bei der fehlenden Menopause von Schimpansinnen. Normalerweise werden die Menschenaffen eins zu eins auf den Menschen übertragen, doch nicht so bei der Menopause. Schimpansinnen kennen keine. Punkt. Fertig. Schluss. Schimpansinnen sind, je älter, desto heißer begehrt unter jungen Schimpansenmännchen. Schimpansinnen haben bis zu ihrem Tod im hohen Alter regelmäßig Verkehr mit jungen Schimpansenmännchen. Schimpansinnen bleiben fruchtbar bis zum Tod.
Die Welt ist das, was die Wissenschaft beschreibt. Am Beispiel der Schimpansinnen sehen wir, dass die Wissenschaft eine Welt beschreibt, wie sie der Wissenschaft passen soll. Hier gilt es immer wieder, vorsichtig zu sein, denn hätten Sie gedacht, dass selbst Chromosomen ideologisch motiviert sind?

Tatsächlich: Der Naturwissenschaftler Matt Ridley beschreibt in seinem Buch »Alphabet des Lebens« die Entdeckung der 23 Chromosomenpaare einer menschlichen Zelle. Diese machen ja bekanntlich das humane Genom aus. Nun werden 22 dieser Chromosomenpaare von der Wissenschaft einfach und logisch mit Zahlen gekennzeichnet.
Dabei entscheidet die Größe über die Nummer.
Das größte Chromosom bekommt die kleinste Zahl, das kleinste die größte Zahl.
Nun wären die beiden geschlechtsbestimmenden Chromosomen irgendwo zwischen Nr. 8 und Nr. 9 (weiblich) und an die letzte Stelle 23 (männlich) zu stehen gekommen. Das männliche Chromosom ist nämlich ein Winzling. Und jetzt halten Sie sich. »Size matters« (Auf die Größe kommt es an!) Da offenbar Männer – entgegen jeglicher menschlichen Vernunft – auf Quantität fixiert sind, versteckten sie das kümmerliche Chromosom sofort mit Buchstaben statt mit Zahl.
Zur Erinnerung: Es ging um Chromosomen! Um kleinste materielle Teile des Menschen! Doch die Naturwissenschaftler brachten es selbst in dieser lächerlichen Angelegenheit nicht

über sich, den Frauen Größe zuzugestehen. Die kleine Nummer XY sieht deshalb als Buchstabe genau gleich groß wie das beeindruckende Riesenpaar XX aus.

Dieses Beispiel ist schlagender Beweis dafür, dass sich auch die sich objektiv nennende »natürliche« Wissenschaft gerade in punkto Geschlechtertrennung lieber an der herrschenden Machtverteilung als an logischen Sequenzen orientiert.
Deshalb: Das nächste Mal, wenn Ihnen wieder irgendeiner etwas über Studien erzählt, in welchen »per Zufall« Frauen als »corpus delicti« (Mangelkörper, gefallener Körper) charakterisiert werden, seien Sie vorsichtig. Und schicken Sie diese Beispiele an mich. Für eine politische Philosophin gibt es fast keinen größeren Genuss als den, die Naturwissenschaftler ab und zu daran zu erinnern, dass Denken immer noch stärker ist als Zählen!

FRAUEN VON DER STANGE

Warum Pole Dancerinnen keine Feministinnen sind. Von der Pornografisierung des Alltags

Vor Jahrzehnten schrieb der Soziologe Max Weber von der »Entzauberung der Welt.« Damit beschrieb er unsere Welt, in der wir auch gedanklich festsitzen. Wir sind davon überzeugt, dass es seit der Erfindung der Technik und Forschung keine geheimnisvollen und unberechenbaren Mächte mehr gibt, denen wir unterworfen sind. Damit binden wir uns aber unbewusst an eine vormoderne Welt mit Inszenierungen wie einen Valentinstag, um uns darüber hinwegzutrösten, dass wir in einer entsinnlichten Welt leben. Doch Kitsch befriedigt die Sinnlichkeit viel zu wenig, um sie schön, wahr und gut werden zu lassen. Unsere Welt ist steril geworden. War die Welt vor Max Weber noch ein geheimnisvolles Varieté, das uns Zuschauer in ein magisches Märchenreich entführte, so gleicht unsere heutige Welt einer billigen Zauberbude. Bunte Knalleffekte täuschen darüber hinweg, dass sie nur oberflächlich sind und keine Magie mehr verbreiten.
Diese Entzauberung manifestiert sich am sichtbarsten und am grausamsten in denjenigen Bereichen unseres Fühlens, in denen wir eigentlich am meisten auf Geheimnisse angewiesen sind: in der Sexualität, in der Liebe und in dem Begehren. Diese sind ein Dreigestirn menschlichen Seins und menschlicher Intimität und sind aufeinander ebenso angewiesen wie das Kleinkind auf Geborgenheit.

Durch die extreme Überhöhung alles Sexuellen werden das Begehren und die Liebe auf reine Statistenplätze verwiesen. Zwar wird die Liebe an allen Ecken und Enden als das Erstrebenswerteste propagiert, aber in Wirklichkeit lässt sich mit ihr einfach viel weniger Geld verdienen als mit dem Sex. Deshalb liegt der Fokus in der heutigen Zeit ganz klar und gewollt auf dem menschlichen und vor allem dem weiblichen Körper. Überall verkaufen weibliche Körper oberflächliche und inszenierte Verführung, und indem sie dies tun, bringen sie der eigentlichen Verführung den Todesstoß. Die Posen, gedacht für intime Momente, werden mit den abertausenden identischen Bildern von Werbeplakaten für Eis, Autos, Lebensversicherungen und Supermärkte uniform verflacht und sind schon so oft gesehen, dass sie nicht mehr wie ein Geheimnis inszeniert werden können.

In der Pornografisierung des Alltags manifestiert sich die herrschende Ideologie der geölten, vermessbaren und immer funktionierenden Körpermaschinen Frau und Mann am sichtbarsten. Wenig wird bedacht, dass Porno mit der Erotik ungefähr so viel zu tun hat wie die Leiche mit dem lebendigen Menschen. Dies ist kein Plädoyer gegen das Begehren, welches einige erotische Filme auslösen kann, welche auch Frauen gefallen, sondern dies ist eine klare Verurteilung der Darstellung sexueller Handlungen, die allein auf den Körper und nicht auf den Kontext, die Sprache, die Sinnlichkeit des Aktes ausgerichtet sind. Die erotischsten Darstellungen sind oftmals die, welche nicht gezeigt, sondern sich aus dem Kontext ergeben und mit Begehren angedeutet wird.

Der Kulturwissenschaftler Byung-Chul Han schreibt in seinem Buch »Agonie des Eros«, in dem er sich für den Eros als wichtigstes Mittel gegen die gesellschaftliche und individuelle Depression ausspricht, folgende wichtige Sätze : »Der Porno gilt dem ausgestellten bloßen Leben. Er ist der Gegenspieler des Eros. Er macht die Sexualität selbst zunichte. In dieser Hinsicht ist er sogar wichtiger als die Moral.« (Byung-Chul Han, Agonie des Eros, S. 40) Der französische Denker Jean Baudrillard hat dies schon 1991 formuliert: »Der Porno bezieht seine Anziehungskraft aus der Vorwegnahme von totem Sex in der lebendigen Sexualität.« (Jean Baudrillard, Der symbolische Tausch und der Tod, S. 64) Byung-Chul Han sieht die Obszönität des Porno nicht in einem »Zuviel an Sex«, sondern darin, dass »er ohne Sex ist.« Die Erotik wird durch den Porno in den Schmutz gezogen, banalisiert. Erotik lebt vom Geheimnis, Porno lebt von der chirurgischen Ausleuchtung des jeder Stimme beraubten Körpers.

Ich gebe Ihnen hierzu ein konkretes Beispiel:

Die Zuspitzung auf das rein Sexuelle und die Verbannung des geheimnisvollen Begehrens wird in einem Trend am besten sichtbar, der uns seit kurzem an allen Ecken und Enden begegnet. Es handelt sich um das Pole Dancing, den Tanz an der Stange.

Der Trend stammt aus dem Coca-Cola-Land. Junge Studentinnen trainieren ihre Luxuskörper nicht mehr mit banalen Pilates- oder Yogaübungen, nein, es muss was ganz »Weibliches« wie »Pole Dancing« herhalten. Frauen in aller Welt behaupten, dabei handle es sich ebenso um Sport wie beim Frauenfußball. Oprah Winfrey hat einen Trend gesetzt und die Stange im heimischen Vorstadtschlafzimmer salonfähig gemacht, indem sie behauptete, es gäbe nichts Geileres für eine Frau als Pole Dancing.
Das Stangenräkeln wird mittlerweile sogar bei uns an vielen Volkshochschulen angeboten und die in der Schweiz eher für ihre Biederkeit bekannte Klubschule der Supermarktkette Migros war eine der ersten Fortbildungsorganisationen, die Pole-Dancing als Weiterbildung in ihr Programm aufnahmen. Inzwischen gibt es sogar eine Pole Dancing-Weltmeisterschaft, die 2012 in Zürich durchgeführt wurde. Es ist wohl nur noch eine Frage der Zeit, bis auch das amerikanische »Lap Dancing« als »echter« Sport für vierjährige Mädchen angeboten wird.

Weshalb nun sind solch absurde Vorstellungen von »Sexyness«, Sport und Weiblichkeit auch bei uns so alltäglich geworden? Weshalb lachen wir uns über die geölten Frauenleiber, die sich mit einiger Anstrengung öffentlich und leichtbekleidet um eine Stange räkeln, sich die Stange zwischen die Beine stecken, um daran rauf- und runterzugleiten, nicht einfach tot? Die Komik dieses Sportes, der sich aus den Bordellbetrieben des Rotlichtmilieus zum Hausfrauenturnen emporgehangelt hat, liegt ja darin, dass sich ganz normale Frauen die Tricks der Prostituierten und Bordelltänzerinnen aneignen wollen. Vielleicht bin ich ungerecht, und die Hausfrauen und die jungen Mädchen optimieren einfach nur ihren Lebenslauf. Denn heutzutage gelten auf dem Wettbewerbsmarkt der Geschlechter eben andere Tugenden als Intellektualität oder guter Stil.

Was soll also das Pole Dancing? Es ist wohl die hilflose Kompensation für eine Welt, in der Weiblichkeit in Tat und Wahrheit nichts mehr zu suchen hat. Je mehr Frauen sich gerade in der Arbeitswelt wie Männer benehmen müssen und das auch tun, je mehr Migrantinnen aus der arabischen Welt sich vollverschwärzt auf den westlichen Straßen tummeln, umso weniger Weiblichkeit ist sichtbar.

Ich sehe Pole Dancing als einen Teil unserer lebensentfremdeten Kultur, die sich vor allem in der grell ausgeleuchteten Repräsentation des weiblichen Körpers äußert. Je mehr klassische Weiblichkeit aber realiter verschwindet, umso mehr wird sie inszeniert.

So verschwindet wirkliche Weiblichkeit in unserer Wahrnehmung und somit auch real. Gleichzeitig wird eine Pseudoweiblichkeit klischiert, überhöht und wie in einer billigen Soap-Opera inszeniert. Es ist wie mit der Liebe. Je härter der Sex, je kälter die Datingagenturen, desto romantischer wird der Liebeskitsch. So ergeht es auch dem pole dancing. Je weniger ein Sport mit echten Frauen zu tun hat, umso weiblicher wird er inszeniert. Denn Pole Dancing ist nur für den Männerblick gedacht und bedient den weiblichen Narzissmus. Die Frauen zeigen, die Männer schauen.

Diese falschen Spiegelungen verführen uns Menschen, so dass wir über Pole Dancing nicht lachen, sondern Sport oder Sexismus rufen, ohne zu sehen, was hier vor unser aller Augen passiert.

Hier gälte es einzuhalten. Weiblichkeit ist ein Gefühl, kein Ort. Statt Pole Dancing empfiehlt sich als echt weiblicher »Sport« der Tango oder der Flamenco. Hier werden die Archetypen »Mann und Weib« musisch, spielerisch, tänzerisch inszeniert, während beide Geschlechter nicht nur ihre Unterwäsche tragen, aber ungleich erotischer sind. In solch authentischen und nicht konsuminszenierten Geschlechterrollen lässt sich einiges erfahren über die Spannung, das Geheimnis der Archetypen von männlich und weiblich. Im klassischen Tango führt der Mann, und die Frau glänzt. Das Bewegungsrepertoire ist so klar entlang der Geschlechterlinien, dass der Tango auch von homosexuellen Menschen verehrt wird.
Tiefenpsychologisch spannend ist, dass der Mann beim Tango zwar der Führende ist, aber wenn die Frau nicht will, sie jeden noch so guten Tänzer aus seiner Bahn werfen kann. Sie kann ihn völlig blockieren. Wünschten wir uns dies nicht ab und an, dass wir geführt würden, aber klare Möglichkeiten hätten, Stopp zu rufen? Oder dass sie die Rollen tauschen, aber dafür bewusst? Das Tanzen in verschiedenen Rollen ist pure Lebensfreude und viel bunter, als einfach auf uniforme Bewegungen und Körper festgelegt zu werden.

Nun reiben Sie sich wohl die Augen und fragen sich, was mich denn antreibt, Ihnen als echte Weiblichkeit einen klassischen Machotanz anzubieten und dafür das sexy Stangentanzen verbiete?

Es geht mir wie oft in diesem Buch darum, über die Angebote, die uns die Welt vormacht, nachzudenken. Klassische Geschlechterrollen können auch vertauscht werden. Das heißt, mal spielt die Frau Mann, mal der Mann Frau. Das wäre eigentlich ein menschlich anregendes Spiel, das viele Möglichkei-

ten offenlassen würde. Was uns Frauen im Westen jedoch als Weiblichkeit serviert wird, ist ein nackter Abklatsch des Spiels zwischen den Geschlechtern. Pole Dancing ist nicht Geheimnis und Fantasie, sondern reine Fleischschau.
Doch Pole Dancing ist ja nur eine Facette und ein Beispiel für all das, was uns wie eine Religion von Körper und willenloser Persönlichkeit vorgespielt wird. Schauen wir weiter und kommen zum sexuellen Akt.

KAMASUTRA RELOADED

Wie das Schamhaar aus dem Porno verschwand

Die deutsche Künstlerin Emma P. machte ihrer Empörung auf ihrer Facebookseite über die doofen Vorschriften aus Frauenzeitschriften, wie sie doch einen Mann abkriegen könnte, Luft:

»Bisher habe ich mich immer geweigert, über das Thema Sex zu schreiben. Nicht aus Prüderie, nein, vielmehr aus Langeweile. Ich bin gelangweilt von der gesamten Maschinerie, die dahintersteckt. Es wird uns erzählt, welche Sexpraktiken den Männern gefallen, welche Rasierer die Beine schön glatt machen, welche Handtasche uns aufwertet usw. Wir wollen gefallen, weil wir uns eine Beziehung wünschen, und wie bekommen wir die? Ja, indem wir eine Granate im Bett sind! Wir schauen mit den Männern Pornos, obwohl wir es nicht gerne haben, dass er sich nicht an uns aufgeilt, sondern an der silikonisierten Blondine, die sich (sorry) in den Arsch ficken lässt. Also tun wir es auch. Dem einen Mann versohlen wir den Hintern, dem nächsten binden wir die Eier ab, wir lassen uns fesseln und ziehen uns ein Krankenschwesternkostüm an und verzichten auf Kondome. Wir geben dem ›Baby‹ die Brust, und wir rennen mit dem Nächsten in einen Swingerclub. Wir verbiegen uns, bis wir brechen. Am Ende stellen wir fest, dass ein Mann nicht durch Sexualität zu halten ist, schon gar nicht, wenn er auf Gang Bang steht.«

Hier sind alle Themen angesprochen: Frauen kämpfen ständig zwischen Autonomie und Anerkennung – rasieren wir uns nun die Scham, weil wir das toll finden oder weil wir begehrt werden wollen?

Die sexuelle Revolution scheint vor allem den Männern viel Freiheit gebracht zu haben. Denn entgegen postulierten, postfeministischen Beliebigkeitsergüssen ziehen viele Frauen ihren Selbstwert immer noch aus der Liebe und nicht aus der Zahl ihrer sexuellen Eroberungen. Doch die Frauen treffen mit ihrem Wunsch nach Nähe, Bindung und Verlässlichkeit auf Männer, deren Status heutzutage nicht mehr von Familie und Kindern, sondern nur noch vom beruflichen Erfolg und den sexuellen Eroberungen geprägt ist. Zusätzlich dröhnen alle evolutionsbiologischen Schriften im Sekundentakt: »Männer wollen vögeln, Frauen wollen nesten!« Dies erzeugt unter Frauen und Männern viel Einsamkeit und Leid. In: »Warum Liebe weh tut« erklärt die Soziologin Eva Illouz im Detail, wie schmerzhaft die Moderne nicht nur den Körper der Menschen umformt, sondern vor allem die Gefühle.

Dass Männer nicht nur vögelnde Testosteronmaschinen sind, sondern auch Menschen, beschreibt eine kluge Antwort eines Mannes auf Emma P.'s Empörung:

»Immer höher, immer schneller, immer mehr und meist immer für noch mehr Geld. Wir Männer lassen uns völlig ungestraft in Schubladen stecken, denen nur einige Wenige von uns wirklich gerecht werden. Wenn Mann der allgemeinen silikongeschwängerten Frauenwelt Glauben schenken darf, hat jeder männliche Zeitgenosse nichts anderes zu tun, als Pornos zu schauen, sein Geschlecht stundenlang im Spiegel anzustarren (auf dass es noch wachse) und von einem Dreier zu träumen. Wir, nach dem Sex sofort Einschlafende, analfixierte und blondinengeile Brustfetischisten suchen immer die nächste vaginale Auffangwanne für unser geliebtes Sperma.«

Dieses Statement zeigt, dass eben auch Männer in der gnadenlosen Leistungsfalle angekommen sind und nur noch als Superperformer ein vermeintlich gutes Selbstwertgefühl entwickeln können. Denn rund um die Uhr versorgt uns die nimmermüde Pornoindustrie mit einer endlosen Zahl von Filmen, die so aussehen, als ob ewigpotente Zirkusartisten in den haarsträubendsten Stellungen an den absonderlichsten Orten Sex haben. Je länger wir schauen, umso größer ist die Gefahr, noch eine erfüllte Sexualität mit unseren Partnern im realen Leben gestalten zu können. Die Pornografie birgt die Gefahr, das ureigene Begehren in eine simple Triebabfuhr zu verwandeln. Sie lässt uns leer und einsam zurück, weil sie eben nicht uns, sondern nur unsere Augen zukleistert und unsere Triebe abführt.

Die öffentliche Sexualität unserer Zeit will aber sowieso nicht einen glücklichen Menschen, sondern sie hat das Heer der Unglücklichen als Zielgruppe im Auge. Denn all die Unerfülltheit von Millionen von Menschen befeuert und ermöglicht eine Industrie, die weltweit zwischen 60 und 90 Milliarden jährlich umsetzt (die Zahlen variieren mehr als die Brustgrößen der Hauptdarstellerinnen von Pornos). Der Wanderzirkus der Heilsbringer hat dann für jede unbefriedigte Frau das scheinbare Patentrezept zur Hand:
Ihr Mann hat nicht so viel Lust auf Sie? Bieten sie ihm doch eine ganz private Sexshow im heimeligen Vorstadtschlafzimmer mit Lapdance und heißen Dessous.
Sie können beim Sex keinen Orgasmus bekommen? Dann kaufen Sie sich unverzüglich einen Super-Deluxe Vibrator mit stufenlos verstellbarer Geschwindigkeit, rotierender Spitze und integriertem Spermareservoir in der Trendfarbe der Saison. Wenn der dann auch noch im entscheidenden Moment Ihren Namen haucht, steht Ihrer Erfüllung eigentlich ja nichts mehr im Weg.
Die US-amerikanische Online-Partnervermittlungsagentur Chemistry.com bietet seit einigen Jahren die Möglichkeit, den »richtigen« Partner aufgrund der passenden biochemischen Zusammensetzung zu finden. Fragebögen errechnen die Hormon- und Neutronentransmitteraktivitäten, die laut Agentur »den Kern dessen ausmachen, wer wir als menschliche Wesen sind«. Wow. Und unsereins mühte sich auf Partys und in Bars nächtelang ab, den Partner fürs Leben zu finden. All das Flirten, die Gespräche, die verstohlenen Blicke und das hoffnungsvolle Bangen könnte man sich ganz einfach sparen.

Tausende von Menschen haben es zumindest via Chemistry.com schon probiert, die große Liebe via Reagenzglas zu finden. Der Trend, selbst die Liebe nur als biochemischen Vorgang zu sehen, hat den Weg aus den USA längst in alle Ecken der Welt gefunden.
Die Reihe ließe sich beliebig fortsetzen und würde doch nur immer weiter vom eigentlichen Problem wegführen. Denn es ist eben nicht der «unperfekte", der zu alte oder medizinisch nicht austarierte Körper, der als Hindernis zum sexuellen Glück im Weg liegt.
Es ist vielmehr das Begehren, das uns fehlt.
Hier liegt ein wichtiger Zusammenhang, der wenig diskutiert wird. Je mehr evolutionsbiologistischer Schrott öffentlich-rechtlich und privat aufgetischt wird, umso eher rückt der Körper ins Lampenlicht. Nur wenig Menschen realisieren, dass es von Darwin eine direkte Verbindung zur amerikanischen Serie »Sex and the City« gibt. Jede Kleinigkeit, Vorliebe oder körperliches Merkmal wird haarklein, sterilisiert und rasiert ausgeleuchtet. Dies geschieht zunächst via Wissenschaft, dann werden diese pasteurisierten Menschenbilder in den Medien als stilformend verkauft. Die zivilisatorischen Tabubrüche durch die Wissenschaft werden uns allen aufgepfropft, ob wir dies wollen oder nicht.

Natasha Walter berichtet von jungen Frauen, die von ihren Partnern durch die Pornografie entwürdigt werden. »Ich habe das Gefühl, dass er mich irgendwie benutzt, wenn wir zusammen sind, um Fantasien nachzuspielen, die er in den Pornos gesehen hat. Ich frage mich, ob er sich eine Frau aus dem Internet vorstellt, statt auf mich einzugehen.« (Natasha Walter, Living Dolls, S. 153)

Sagt eine Frau, sie finde diese Pornos anstößig, wird sie als altbacken und verklemmt in eine Ecke gestellt. Dabei prägen Pornos die eigenen erotischen Beziehungen. Auch wenn man im Internet mittlerweile »anständigen Porno« zu sehen bekommt, der Großteil zeigt Bilder voller Frauenverachtung und eine Sexualität, die vollkommen durch den Männerblick geprägt ist.

Ich kenne einige Männer, die nur noch Lesbenpornos schauen, was dann in ihren Beziehungen dazu führt, dass die Frauen mit ihrem Mann eigentlich lesbischen Sex inszenieren. Zudem scheint es nicht so, dass die Orgasmusfähigkeit der Frauen mit den Pornos zugenommen hat, im Gegenteil. Da in den Pornos die Frauen immer Orgasmen vorspielen, offenbar literweise Lustsaft spritzen, müssen sich auch die Frauen im normalen Leben viel mehr anstrengen, dem Mann oder der Frau, mit dem/der sie im Bett sind, etwas zu bieten. Im Magazin des Schweizer Tages-Anzeigers gab es dazu einen spannenden Selbsterfahrungsbericht eines jungen Mannes, der allein in den letzten 9 Jahren Veränderungen in der Lautstärke von Frauen und Sex festgestellt hat. Allesamt sind sie lauter, wilder und exstatischer geworden. Schön wäre es ja, wenn dies alles der Realität einer wilden Frau entsprechen würde und nicht vielmehr einer eher tragischen Nachstellung all dessen, was junge Frauen meinen, ihren Sexualpartnern bieten zu müssen.

Aber die tägliche Berieselung beraubt uns unserer eigenen Sinnlichkeit. Auf dem Seziertisch der Sexforscher hat die Erotik wenig Überlebenschancen. Galt es seit 1956 noch als verrucht und spannend, sich als Heranwachsende die Aufklärungsseiten in der BRAVO anzuschauen, so ist von diesem vorsichtigen Herantasten an die Sexualität nicht viel übriggeblieben. Wer heute in die Pubertät kommt, weiß dank Internet eben schon als Zwölfjährige, wie man sich beim Lapdance zu bewegen hat. »An die Stelle der Verführung tritt heute die berechnende Verfügung. Der Zauber weicht der Zahl. Die Transparenz duftet nicht. Sie beraubt auch die Zeit des Duftes. Die transparente Zeit ist ohne Ereignis, ohne Narration, sie ist eine Zeit ohne Geschichte. Auch das Erotische setzt das Geheimnis voraus«, sagt der in Berlin lehrende Professor für Philosophie. (Byung-Chul Han, »Agonie des Eros«, S. 18)

Anaïs Nin schrieb in ihrem, 1940 entstandenen Roman »Das Delta der Venus« poetisch über den Zusammenhang von Fantasie und Körper. Henry Miller und Anaïs Nin waren seinerzeit ständig in Geldnöten. Deshalb gingen sie mit einem anonymen Sammler einen Deal ein, ihn gegen einen Dollar pro Seite mit erotischen Geschichten zu versorgen. Dem Sammler gefielen die Geschichten. Mit einer Ausnahme: »Lassen Sie die poetischen Stellen und die Beschreibungen weg, außer denen, die sich auf Sexuelles beziehen. Beschränken Sie sich auf Sex.« Anaïs Nin beschreibt, was die Beschränkung auf den Akt in ihr und ihrem Schriftstellerkreis, auch bei Henry Miller, bewirkte: »Wir müssen die Poesie ausschließen und wir werden von den wunderbaren Geschichten verfolgt, die wir nicht erzählen dürfen. Wir haben im Kreise beisammen gesessen und uns den alten Mann vorgestellt, wir haben ausgesprochen, wie sehr wir ihn hassen, weil er uns nicht erlauben will, Sexualität mit Gefühl, mit Sinnlichkeit, mit Leidenschaft und mit dem die Erotik steigernden dichterischen Flug zu verschmelzen.«

Anaïs Nin wurde von den Medien nicht niedergeschrieben wie alle Frauen heutzutage, die es wagen, laut und öffentlich über Sex als Geheimnis nachzudenken und die Poesie auch zu leben und nicht einfach als bare Münze zu verkaufen. Anais Nin schreibt in ihrem Vorwort zur »Delta der Venus« dem alten, geifernden Mann, der nur Sex statt Poesie will, wütend:

»Wir hassen Sie! Das Geschlechtliche verliert alle Macht und Magie, wenn es überdeutlich, übertrieben, mechanisch dargestellt, wenn es zur fixen Idee wird. Es wird stumpfsinnig. Mehr als durch irgendeinen Menschen meiner Bekanntschaft haben wir durch Sie erfahren, wie falsch es ist, das Geschlechtliche von der Emotion, dem Hunger, der Lust, der Begierde, von Stimmungen, Launen, persönlichen Bindungen zu trennen, die seine Farbe, seinen Geschmack, seinen Rhythmus, seine Intensität verändern. (...) Die Mitwirkung von Verstand, Phantasie, romantischen Gefühlen verleiht dem Sexuellen seine erstaunliche

Textur, seine subtilen Transformationen, seine aphrodisischen Elemente. Sie schränken Ihren Empfindungsbereich ein. Sie lassen ihn verkümmern, verhungern, verbluten.« (Anaïs Nin, Das Delta der Venus, S. 11)

Eine meiner Studentinnen hat mir erzählt, dass sie sich nie wirklich auf das erste Date freuen könne, denn die meisten würden nach dem Schema F ablaufen: Er muss sich wie eine Maschine benehmen und sie sich wie eine stöhnende Katze. Beide spielen ein Programm ab, das mit der ganz eigenen Sexualität des betreffenden Menschen nichts zu tun hat. Erst wenn aus den Dates auch Freundschaft geworden ist, können die Paare zueinander finden. Doch bei Freundschaften sind dann oft die Geheimnisse schon entdeckt, was wiederum der Erotik nicht unbedingt weiterhilft. Die aus den Medien so bekannten, immer wieder rezitierten Fremdbilder und Verhaltensmuster sind in ihrer manipulativen Kraft nicht zu unterschätzen – davon erzählen mir einige junge Menschen immer wieder.

Selbst im innigsten Bereich des Zwischenmenschlichen werden wir mittlerweile mit einer unglaublichen Flut von Stellungsratgebern, wissenschaftlichen Erkenntnissen und einer Ausleuchtung der intimsten Stellen belästigt. Seit ein paar Jahren spielt nämlich nicht mehr nur das ideale Taille-Hüft- Busenverhältnis die Vorreiterrolle in den Medien, sondern uns starrt schon von allen Ecken die ausgeleuchtete Vagina entgegen. Und wieder einmal wird der neue Trend beispielsweise zur Schamlippenoperation ausschließlich unter oberflächlichen Gesichtspunkten wie Schönheit, Körperbild, Nacktheit besprochen, statt den Trend politisch und philosophisch klar im Lichte eines herrschenden Biologismus zu betrachten.

DIE VERMESSENE VAGINA

Der Wunsch nach der perfekten Einheitsmöse.
Von Synapsensex und Sanitärinstallationen

Was Bilder mit uns anstellen, zeigt der neue Trend, nicht nur die Scham zu rasieren, sondern sich auch die Schamlippen beschneiden zu lassen. Der WDR brachte in einer seiner Frauensendungen einen Beitrag zum Thema. Eine 15-Jährige wollte sich unbedingt ihre Schamlippen verkleinern lassen. Die Vorstellung, dass es nur eine einzige ›richtige‹ Form des weiblichen Genitals gebe, hat sich unter den jungen Menschen mittlerweile eingebürgert. Die kosmetischen Eingriffe in den Unterleib der jungen Frauen steigen stetig an. Hier haben die Vermesser mit vollem Erfolg zugeschlagen, und es ist kein Zufall, dass es wieder einmal die Ärzte sind, die willigen Vollstrecker der Normschönheiten, die nun in den Unterleib und bis unter die Haut gehen.

Die philosophisch-politische Perversion, den weiblichen Unterleib nach einem modellierten Maß zurechtzuschneiden, wird kaum erörtert.

Klar doch, die Medien werden als die Schuldigen ausgemacht, allen voran die Pornoindustrie. Doch selten wird der Versuch gemacht, genau hinzuschauen, was denn bei dem Wegschneiden der Schamlippen genau passiert. Dieselben Frauen, die sich laut und wichtig gegen die Klitorisbeschneidung von Frauen in unterentwickelten Ländern aussprechen, dieselben Frauen, die davor warnen, den anderen Kulturen zu schnell einen Brauch ausreden zu wollen, der Jahrtausende alt ist, fühlen sich »da unten« minderwertig.

Die Normierungswut und der Wunsch, als »normal« zu gelten, macht immer wieder aus selbstbewussten Frauen neurotische Wesen, die sich vorwiegend nur noch um die Gestaltung des eigenen, vermeintlich unvollkommenen Körpers kümmern.

»Ich würde mich nie mit einem Mann für Sex treffen, wenn ich nicht rasiert wäre.« Diese Aussage bekam ich als Antwort auf eine Blitzumfrage, die ich kürzlich im Frauenseminar unter 35- bis 45-jährigen Frauen machte, wie es bei ihnen denn im Schambereich aussähe. Es waren alles Frauen in einer festen Beziehung und siehe da: alle rasiert oder frisiert. Als ich dies meiner Mutter erzählte, war sie fassungslos. Sie hatte in ihrer Jugend sogar noch Haare unter den Armen und an den Beinen!

Innerhalb von nur wenigen Jahrzehnten wurden wir quasi in einer Art Turboevolution ein gehöriges Stück weiter von unseren Vorfahren, den Affen, entfernt. Was gerade noch als normal galt, wurde zum körperlichen No-Go hochstilisiert.
Im innigsten Bereich des Zwischenmenschlichen werden wir mittlerweile mit einer unglaublichen Flut von Stellungsratgebern belästigt. Die amerikanische Kulturindustrie ist schließlich nicht nur in Hollywood, sondern auch in allen anderen Bereichen führend, so dass wir uns selbst in Europa einer wahrhaft entwürdigenden Mösendebatte nicht mehr entziehen können.

Entschuldigen Sie bitte den Begriff »Möse«, ich meinte natürlich Vagina, Vulva, Scham, Puntanella, Putzerl, Rotkäppchen, Klitzchen, Knallerbse, Glitzerperle, Genusswurzel etc.

Die amerikanische Schriftstellerin und politische Aktivistin Naomi Wolf, deren »Mythos Schönheit« in jede anständige Bibliothek gehört, erzählt uns die Geschichte der Stelle zwischen den weiblichen Beinen. Sie tut dies in nettem Storytelling, das einen zwar unterhält, doch nach dem Lesen eigentümlich leer zurücklässt. Sie setzt die Vagina mit der Frau allgemein gleich, sie sieht im erfüllten Sex den wichtigsten Sinn des Lebens. Wolfs Auslegeordnung ist ein konservativ-mystisches, mit medizinischen Fakten angereichertes Plädoyer für die »gesunde

Frau«. Ja doch, Frauen müssen begehrt werden, bevor sie sexuell stimulierbar sind. Ja doch, Männer können in vier Minuten kommen, Frauen brauchen dazu 16 Minuten. Ja doch, Frauen mögen romantisches Licht und Prinzengeschnäusle, Männer fühlen sich im Operationslicht genauso wohl. Es sind sträfliche Verallgemeinerungen, die Wolf hier zur Vagina bringt. Sie passen aber perfekt zu einem Publikum, das sich in Frauenzeitschriften auf banalste wissenschaftliche Einbahnstraßen stürzt.
Probleme in Ihrem Sexleben? Konsultieren Sie einen Neurologen!

Wolfs Buch ist ein doppeltes Ärgernis, denn es gibt vor, einerseits die weibliche Selbstständigkeit und die sexuelle Bestimmung fördern zu wollen, andererseits macht es oft genau das Gegenteil. Indem das weibliche Begehren wie auch das männliche auf den Orgasmus, auf die sexuelle Interaktion, auf die biologische Beschaffenheit fixiert wird, geht die Qualität der Lust verloren. Wolf beschreibt sexuelles Verlangen so, als würde es sich dabei um eine neurologische und hormonell gesteuerte Sanitärinstallation handeln. Wolf liebt Bilanzen: Hier das Soll, da das Haben der unterschiedlichen Synapsen, und fertig ist der Sex.

Naomi Wolf vernachlässigt die verschiedenen Formen der Sexualität. Sie übersieht beispielsweise die lesbische Erfindertätigkeit für unbefriedigte Frauen völlig. Dies obwohl beispielsweise der Cunnilingus zur Freude vieler Frauen seinen Weg auch in die heterosexuellen Ehebetten gefunden hat. Zwar versucht Wolf mit einigen ihrer mystischen Herangehensweisen der weiblich verschlungenen Sexualität auf die Spur zu kommen, doch selbstverständlich scheitert sie an der Aufgabe grandios. Wer die weibliche Gier oder deren ständige Missachtung verstehen will, darf nicht nur das gynäkologische Spekulum benutzen. Sie verkennt beispielsweise auch, dass Pornografie, so scheußlich sie streckenweise ist, mittlerweile durchaus ironisiert und zur politischen Befreiung des Objektes

»Frau« einen Beitrag leisten kann. So gibt es die bewusst obszönen Selbstinszenierungen von Frauen, die vor allem feministisch zu verstehen sind. Da die Gesellschaft den Körper der Frauen eh schon zur Verletzung freigegeben hat, weshalb diese Verletzungen nicht als Heilungschancen interpretieren? So betreibt die feministische Agitprop-Gruppe Femen seit 2008 mit enthülltem Busen oder anzüglichen Verkleidungen Body Politics gegen Prostitution und für die Frauenrechte. Auch die Pussy Riots sind so zu verstehen. In vielen Ländern verbreiten sich Slutwalks, in welchen »Schlampen« das Recht auf Bekleidungsfreiheit einfordern. In Frankreich gibt es die auch unter Musliminnen beliebte Bewegung »ni putes, ni soumises«, welche u.a. mit Miniröcken die Burka bekämpfen. Egal wie frau oder mann gekleidet ist oder aussieht, niemand hat das leiseste Recht auf Übergriffe.

All dies sind Beispiele, die für die Lust der Frauen, deren Befreiung und Experimentierfreudigkeit mehr tun als eine Operation der weiblichen Geschlechtsteile, die jeder Frau gemäß Wolf ein »gesundes Sexleben« bescheren könne.

Wer von Lust schreiben will, sollte nicht die Vagina unter dem Mikroskop, sondern das sexuelle Organ zwischen den Ohren zum Zug kommen lassen. Die heutige Lustfeindlichkeit nährt sich nämlich genau aus der amerikanisch inspirierten Fixierung auf Biologie, auf den Körper, auf die Gesundheit, auf den Menschen als gutgeölte Maschine. Dieser Reduktion unterliegt auch Naomi Wolf und vergisst dabei das wundersame und individuelle Zusammenspiel von Natur und Kultur. Wolf tut indessen so, als ob perfekt geschnittene Schamlippen, »objektiv« gut durchblutete Kitzler und ein fein verästeltes Nervensystem schon genügen würden, jeder Frau – notfalls eben auch operativ – ein Lustgeschrei zu bescheren, das alle Nachbarn aus ihren Häusern schreckt.
Dieser Fehlschluss ist Naomi Wolf nicht zu verzeihen. Sie schreibt damit alle Frauen und Männer hinter die Aufklärung

zurück. Denn schließlich sind es nicht die Biologie, der geölte und perfekt funktionierende Körper, welcher die Erregung beim Mann oder die Orgasmusfähigkeit der Frau steuern, sondern die Bilder im Kopf. Deshalb gibt es ja auch kein Viagra für Frauen! Wer Biologie sagt, dem geht es meistens darum, die Vielfalt des weiblichen Begehrens und vor allem die Freiheit aller Menschen zu verneinen. In Naomi Wolfs Buch gibt es also nichts zu lachen, dafür im »Muschiland« von Ulrike Helmer. Sie erzählt beispielsweise von Laura Méritt, die in ihren »Sexklusivitäten-Shops« liebevolle muschelige Magnetmösen für den Kühlschrank, wollene Häckelmuschis, sogenannte »Mösetten« zum Anstecken anbietet. Helmer schafft es, auf 174 Seiten den Bogen zwischen Kulturgeschichte und Sexkunde amüsant zu spannen.

Aus Helmers Werk stammen auch unzählige kreative Begriffe für den weiblichen Mittelpunkt...wobei »Türklopfer« sicher nicht zu meinen Favoriten zählt! Doch hey: Erlaubt ist, was gefällt! Nicht, was gefallen muss! Helmer argumentiert, dass vor allem Mädchen klare Worte für ihr Geschlecht brauchen. Helmer plädiert deshalb für den mundbetonten Vulva-Begriff als Kategeorie, die mit einer Vielzahl von wunderbaren Worten ergänzt werden sollte.

Nach Wolfs und Helmers Lektüre ist mir mehr denn je klar, dass Sex und Erotik nicht nur komplexer sind als immer gedacht und beschrieben, sondern dass statt Biologie und Linguistik eher der Philosophie das Wort gesprochen werden sollte. Ich plädiere für ein Begehren nach eigenen Geheimnissen von jeder und für jede Frau (gilt übrigens auch für den Mann). Wie die Intimzone gestaltet, empfunden, gespürt und imaginiert wird, sollte sowohl in der Sexualität der Männer als auch in der der Frauen als ewiger Quell der Individualität offenstehen. Helmers Buch ist erotisch-verspielt, Wolfs Werk ist klinisch steril. Naomi Wolf reduziert – wie die meisten aktuellen Debatten, die uns aus den USA überfallen – jeden menschlichen Zusammenhang auf

Materie. Sie entzaubert damit martialisch-kapitalistisch nicht nur die Freiheit der eigenen Intimität, sondern auch die gesellschaftliche Offenheit.

Besonders störend wird Naomi Wolf in ihrer Zusammenarbeit mit Medizinerinnen, die im Brustton der Überzeugung jeder Frau eine rein physische Lust verordnen wollen. Naomi Wolf erzählt am eigenen Beispiel, wie entscheidend ihre eigene vaginale Operation war, um wieder Lust am Beischlaf zu empfinden. Dies verführt zu einem Frauenbild des Mangels. Für mich ist klar, dass nicht die Vagina das sprachliche, biologische oder Lust-Problem ganz allgemein darstellt, sondern die Köpfe und die uniformen Bilder von Politik, Wissenschaft und vieler Menschen. Und zu guter Letzt kommt Lust immer auch dann, wenn es lustig ist ... oder was sehen Sie, wenn ich Ihnen lachend einen: »Lutschknubbel« vorschlage?

POLITIK IM DEKOLLETÉ UND TITTEN AUS ZEMENT

Gute Unterhaltung: In der Mediendemokratie wird der Mensch zum Statisten

Vor acht Jahren schrieb ich ein leidenschaftliches Plädoyer für Feminismus unter dem Titel: »Wenn der Penis nur noch tröpfeln kann«. Das war meine direkte Antwort auf einen ungeheuer biologistischen und frauenentwürdigenden Artikel in der Weltwoche: »Wenn die Vulva zum Vulkan wird«.
Damals wie heute ärgere ich mich über die oberflächliche Inszenierung von Weiblichkeit à la Serien wie »Rosamunde Pilcher«, »Sex and the City«, »Girls«, »Glee«, »How I met your mother«, »Girls gone wild« und Werbeplakate à la H&M etc. Seit 2005 verzeifle ich über die exponentiell angestiegenen anthropologischen Studien zu »seitenspringenden Männern« und »nestbauenden Frauen« und Schrott-Bestsellern à la Catherine Hakim »Das erotische Kapital der Frauen«. 2012 erteilte mir der über 40 Millionen weltweit verkaufte Bestseller »Shades of Grey« eine Lektion in punkto masochistischer Veranlagung von Frauen, die offenbar von nichts lieber träumen, als endlich von ihrem Meister nach allen Regeln der Kunst ausgepeitscht zu werden.

Sie können sich vorstellen, dass angesichts dieser Phänomene eine Wissenschaftlerin ihre Analysen nochmals einer scharfen Prüfung unterziehen muss. Die Causa Rainer Brüderle hinterließ dabei einen besonders schalen Nachgeschmack.
Nicht etwa, dass ich Brüderles sexistisches Benehmen auch nur im Ansatz irgendwie okay fand, aber das wirklich Üble an Brüderle verorte ich nach wie vor eher in seiner neoliberalen Politik als im Dekolleté einer Stern-Journalistin. Seit Wochen dominiert indessen die Debatte um sexuelle Belästigung in Deutschland und zwar unter Vorzeichen, die für die Frauen nichts Gutes ahnen lassen. Der Spiegelkolumnist Jakob Aug-

stein spricht vom »Ende des weißen Mannes«, die Journalistin Birgit Kelle »Dann mach doch die Bluse zu«. Einmal gibt ein sogenanntes »Frauenthema« Anlass zur Debatte, einmal mehr wird mit »Aufschrei«, »Skandal« und völliger Oberflächlichkeit diskutiert, bis die Frauen auch in Deutschland wieder so normal wie üblich belästigt werden dürfen.

Der Auslöser der Debatte war aus ernsthafter philosophischer Sicht besonders ärgerlich. Rainer Brüderle soll 2012, ein Jahr vor der Berichterstattung, einer Stern-Journalistin gegenüber eine schlüpfrige Bemerkung über deren Oberweite gemacht haben. So weit, so unfassbar ungut. Wir Europäer aber sind nun schon so amerikanisiert, dass auch wir bei einem solchen Bericht sofort mit der »political correctness«-Keule zuschlagen. Wir sind schockiert, empört und organisieren x Talkrunden zum Thema, während die Menschenhändler aus Rumänien und Bulgarien eifrig ihrem einträglichen Geschäft nachgehen und Frauen aufs Übelste misshandeln, foltern und verkaufen, ohne dass in Deutschland dazu auch nur einmal ein »Hashtag-Aufschrei« passieren würde. Tja. Altherrenwitze gegenüber aufstrebenden Journalistinnen sind offenbar diskussionswürdiger als Realpolitik.

Nun weiter im Text. Ohne darüber nachzudenken, was der Artikel der Stern-Journalistin wirklich bedeutet, wie er einzuordnen ist und wie es denn wirklich steht mit der Situation der Frauen weltweit und in Deutschland im Besonderen, wird über Wochen inhaltsleer mit den ewig gleichen Phrasen über »Männer« und »Frauen« geredet. Normal ist offenbar, wenn Rainer Brüderle und seine wirtschaftsliberale Partei während Jahren ungeniert den Abbau von Sozialleistungen und die Verdinglichung der Frau mittels Prostitution und Kinderhandel zum Wohle des Wirtschaftswachstums vorantreiben. Doch wehe, ein besoffener 67-Jähriger schlabbert eine 29-Jährige an! Dann ist Feuer im Dach. Das gibt Schlagzeilen! Da rufen alle: Halt! Dieses bigotte apolitische Denken amerikanischer Coleur, das den

Schein immer über das Sein stellt, verstellt uns allen den Blick auf das Wesentliche, nämlich auf das Handeln der Akteure. Normal ist, wenn die rot-grüne Regierung 2002 ein Gesetz für Prostitutierte einführt, das Deutschland innerhalb von zehn Jahren zum Umschlagplatz für Menschen- und Kinderhandel macht und 2013 zu einem Fall führt, in dem das Arbeitsamt einer arbeitslosen 19-Jährigen mit Arbeitslosengeldstreichung droht, sollte sie den vom Arbeitsamt vermittelten Job nicht annehmen. Wissen Sie, was der Job war? Eine Gastronomie-Stelle in einem Bordell!

Normal ist, wenn in Berlin Models wie Schaufensterpuppen auf Podeste gestellt werden, fertig zum Beschauen und Mitnehmen für die kaufkräftige Design-Kundschaft. Normal ist, wenn der Waschmittelhersteller »Ariel« eine Frau plappern lässt, ihr Mann meine immer, sie kaufe zuviel ein, dabei könne sie nur so gut mit »Ariel« waschen, dass die Kleidungsstücke wie neu aussähen. Normal ist, dass Frauen höchstens zwei Drittel des Einkommens eines Mannes in gleichgestellter Position erleben. Normal ist, dass Frauen wie Mädchen aussehen, sich wie eine Dame benehmen, wie ein Mann denken und schließlich wie ein Pferd zu einem Zehntel des Lohnes schuften sollen. Normal ist, wenn wir unsere vierjährigen Mädchen in Schönheitswettbewerben aufpeppen, sie in die rosa Hölle stecken und von ihnen dann erwarten, dass sie in 30 Jahren die Vorstände der börsennotierten Unternehmen füllen. Normal ist, wenn ein 45 Jahre alter Mann einer 16-Jährigen hinterherstarrt, als wäre sie tatsächlich eine mögliche Sexualpartnerin. Normal ist, wenn Männer andere Männer zu jüngeren Frauen beglückwünschen, selbst wenn die jüngeren Frauen so aussehen und sich benehmen, wie diese die Männer als jüngere Menschen nicht einmal mit dem Hintern beachtet hätten.

Wenn wir das Private als wichtiger erachten als das politische Wirken, dann schaffen wir die Demokratie mittels Boulevard ab. Fragen Sie doch mal all die unterbezahlten Krankenschwestern, Verkäuferinnen und Kindergärtnerinnen, was in ihrem Leben wichtiger ist: Dekolleté oder Job?

Um auf meinen Weltwoche-Titel von vor 8 Jahren zurückzukommen: Viel hat sich verändert, aber nichts wirklich verbessert. Ja. Der Sexismus lauert überall. Nur wird er leider nie dort gesucht, wo er tatsächlich wie ein Monster grassiert, nämlich in den herrschenden Machtverhältnissen.
Philosophisch ist zwar meine Analyse von damals in punkto eigentlicher Abschaffung des Menschen, wenn dieser auf seine neurologischen und genetischen Abdruck fixiert wird, noch immer so zutreffend wie damals, denn: »Wenn Gene sprechen, verstummen die Menschen«.
Doch in einem Punkt lag ich 2005 völlig falsch. Ich war felsenfest davon überzeugt, dass die, seit den 1990er Jahren exponentiell technisch, wissenschaftlich und kommunikativ gewachsene Fixierung der Menschen auf deren Bio-Warencharakter vor allem den Frauen schaden würde.
Das Gegenteil ist der Fall.
Sehen Sie selbst: Das vielbeachtete Buch von Hanna Rosin verkündet mit dem Brustton der Überzeugung: »Das Ende der Männer und der Aufstieg der Frauen«. Die Lektüre dieses Sach- und Machwerks könnte als Hexenhammer des 21. Jahrhunderts eingehen.

»Wir leben in einer Welt, in der Gewandtheit und Flexibilität ebenso belohnt werden wie die Bereitschaft, sich einer im Wandel begriffenen Wirtschaft anzupassen und auf gesellschaftliche Stimuli zu reagieren. Derzeit zeigt die Frau aus Plastik mehr von diesen Eigenschaften als der Mann aus Pappe.«
Rosin, Mutter zweier Söhne (dem älteren widmet sie ihr Buch mit: Für Jakob – entschuldige den Titel ...) beschreibt den Aufstieg der Frauen am Beispiel ihrer einzigen und perfekten-Tochter Lisa im Vergleich zu ihrem Versager-Bruder Jakob: »Am Abend, bevor sie zu Bett geht, macht sie sich eine Liste, was sie am nächsten Tag oder im Lauf der Woche tun muss, und sie

erinnert mich per E-Mail daran, was ich ihr für ihre Projekte kaufen muss. Ihre Aufgabenliste für die Woche ist manchmal länger als meine: Klavier üben, Blockflöte putzen, Aufsatz in Spanisch schreiben, Kuchen für den Backwarenverkauf glasieren usw. Mir ist klar, dass ich sie wie das Klischee vom guten Mädchen aussehen lasse, aber diese Betrachtungsweise ist nicht fair. Warum sollte meine Tochter für ihre Sorgfalt und ihr Verantwortungsbewusstsein nicht Anerkennung erfahren? Mein Sohn dagegen ist von der immer komplizierter werdenden Schule zunehmend überfordert. Manchmal denkt er an seine Aufgaben, und manchmal vergisst er sie. Das heißt, ich kann sie nie von meiner Liste streichen und mich darauf verlassen, dass er an sie denkt. (...) Ich schreibe Checklisten, die er jeden Morgen anschauen kann, oder hänge einen Kalender auf, auf dem er Abgabefristen notieren soll, kurz, ich tue alles, damit er einmal nicht der junge Mann wird, bei dem die Frau in der Zulassungsstelle sagt: »Was für einen tollen Essay seine Mama geschrieben hat.« (Hanna Rosin, S. 219-220)

Autsch! Alles, was Rosin über ihre Familie erzählt, ist nicht nur deswegen so traurig, weil man Mitleid mit Rosins Kindern kriegt, sondern weil Hanna Rosin nicht nur ihre Tochter, sondern alle Mädchen und Frauen zu widerlichen, kleinen Streberinnen erziehen will und die Jungs zu Mädchen, und zwar in brave, umfunktionieren will. Rosin verkennt völlig, dass es für Frauen im falschen System (Pornografisierung des Alltags, Kinder als Karrierehindernis, Pinkifizierung der Kindheit, Warenwerdung aller menschlicher Zusammenhänge) kein richtiges Frauenleben – je länger desto weniger auch ein richtiges Menschenleben – geben kann. Das Mitleid mit Rosins Kindern wandelt sich um in nackte Wut, wenn Rosin ihre vollautomatisierte Frauenpuppen-Version als Erfolgsrezept der Zukunft propagiert. Weibliches sexuelles Begehren und Erotik? Pustekuchen – wer nach oben will, passt sich den Konsumpornos der Männer uneingeschränkt an oder tröstet sich mit einem Plastikdildo für die Plastikfrau. Die neuen Frauen sind gemäß Rosin vor allem deshalb erfolgreich, weil sie keine Werte, keine Prinzipien oder kein Irgendetwas wichtig finden, was wir urteilskräftige Menschen noch mit Menschsein verbinden.

Der kluge FAZ-Redakteur Claudius Seidl meinte zu Rosins Machwerk: »Während die Frauen die Gebrauchsanweisungen der Gesellschaft auswendig lernen, ignorieren die Jungs sie, was, wie wir gelernt haben, immer die Voraussetzung für das Neue ist. Und genau davon, vom Erfinden, Entdecken, Erschaffen, spricht Hanna Rosin aber nie.«

Rosin beschreibt den massenhaften Aufstieg der Frankensteinfrauen mit einer amerikanisch-naiven Leichtigkeit, die einen erschaudern lässt. Rosin würde wahrscheinlich sogar Kindesmissbrauch und Vergewaltigung als Aufstieg der Frauen interpretieren, wenn sich empirisch belegen ließe, dass Kindesmissbrauch und Vergewaltigung als Karrierequalifikationen postindustrieller Gesellschaften unabdingbar wären. Rosin empfiehlt ihren Leserinnen ein »Herz aus Stahl«: »Frauen erzählten mir, wie sie bei der Arbeit von FKBs (Finanz-Kotzbrocken) angebaggert wurden, die nicht einmal ihren Ehering abgenommen hatten, und sie berichteten, dass sie am Montagmorgen in Konferenzen saßen, in denen zunächst einmal berichtet wurde, wer am Wochenende wen (oder was) gebumst hatte. Sie wurden routinemäßig von männlichen Kollegen belästigt, die ihnen immer ausgefallenere Pornos zeigten, die sie auf ihre Handys heruntergeladen hatten, und Schneeblasen (Frau mit Pudelmütze bläst einem Schneemann den Schneepenis) war harmlos dagegen. Im Allgemeinen reagierten sie auf solche Dinge nicht, indem sie zum Rechtsanwalt gingen, sondern indem sie sich der Situation gewachsen (beziehungsweise geschrumpft) zeigten. (...) Hier in Amerika geben die Frauen Mund, Arsch und Titten her, bevor sie einen Kerl überhaupt kennen.« Rosin zieht daraus den Schluss: »Aber vielleicht betrachten diese Frauen ein Herz aus Stahl als fairen

DER SIEG DER VERNUNFT ÜBER DIE SINNE BRINGT NUR IRRSINN HERVOR.

Preis für ihren neuen hohen Rang in der sozialen Hierarchie des Milieus?« (S. 44)
Wiederum autsch.

In »Das Ende der Männer und der Aufstieg der Frauen« lernen wir als Frauen die Gebrauchsanweisung der gegenwärtigen Macht- und Finanzpolitik auswendig und verfeinern sie um etliche Gemeinheiten. Den Jungs geben wir Ritalin, lassen sie sinnlose Spiele spielen und versorgen sie mit ausreichend Pornografie. Männer, die nie »Titten aus Zement« und kein »Herz aus Stahl« aufweisen, werden im Heer der Arbeitslosen entsorgt. Hätte ich 2005 ein Buch zu lesen bekommen mit dem Titel: »Das Ende der Männer und der Aufstieg der Frauen«, hätte ich mich wahrscheinlich gefreut. Heute, 2013, beschleicht mich beim Satz »Die Zukunft ist weiblich« das nackte Grauen.

NACHWORT

Erinnern Sie sich noch an den armen Joghurt mit dem abgelaufenen Verfallsdatum? Ja? Wunderbar. Würden Sie ihn nun, nach der Lektüre des Buches ebenso gedankenlos dem Müll übergeben?
Wenn ja, darf ich mich an dieser Stelle von Ihnen verabschieden und Ihnen danken für all die Mühen, meinem Gedankengalopp zu folgen.
Wenn Sie aber dem Joghurt nun doch noch eine Chance geben, möchte ich Ihnen eine kleine Geschichte erzählen, in dem das Leben und damit das Begehren wundervoll gehuldigt werden.

1982 erschien der großartige Science-Fiction-Film »Blade Runner«, in dem ein vom Leben desillusionierter Kopfgeldjäger einen Roboter jagt, der dem von seinen Programmierern vorgesehenen Tod nach einer vorbestimmten Zeit zu entfliehen versucht. Der Roboter, ein Replikant, wird von dem menschlichsten aller Gefühle angetrieben: dem Wunsch zu leben.
In einer der bewegendsten Szenen am Ende der Plots rettet der Replikant seinem Verfolger das Leben. Während er selbst verlöscht, gibt er dem depressiven Kopfgeldjäger eine Vision des Seins, die so groß ist, dass er, die Maschine, den Menschen absolut beschämt.
Troy, der Roboter aus Blade Runner, wird dadurch menschlich, dass er Erinnerungen und Erfahrungen als wertvoll erachtet, die den ihn jagenden Menschen mittlerweile fremd sind.

Sie fragen sich, was dies mit dem Joghurt und dem Gedankenhorizont eines Evolutionsbiologen zu tun hat? Nun: Alles. Denn in deren Weltbild existieren wir alle im digitalen Code: 1 oder 0. Sein oder Nicht-Sein. Aber der Mensch ist mehr, ist analog, ist ein ständiger Fluss. Unsere Gefühle, Erinnerungen und Gedanken sind eben nicht in unveränderliche Gene gegossen, sondern mäandern als kollektive Geschichte in uns weiter. Indem wir uns als der Gesellschaft zugehörend betrachten, verlassen wir die Ebene des homo oeconomicus und entfliehen somit der vorproduzierten Bilderwelt. Denn diese Bilderwelt propagiert das Sein als rein materiellen Selbstzweck, das mit dem Verlöschen desselben aufhört.

Doch das Begehren nach eigenen Bildern, einer eigenen Geschichte, gibt uns die Chance, aus der homogenisierten, programmierten Welt auszusteigen.

Das erfordert jedoch eine Urteilskraft, die uns mit aller Vehemenz ausgetrieben wird. Denn nichts stört den Kapitalismus in seiner heutigen Form mehr als das individualsierte Begehren. Dieses ist durch seine Nicht-Konformität ein Ärgernis für eine Warenwelt, die eine höchstmögliche Homogenisierung seiner verschiedenen Zielgruppen anstrebt.

Der Valentinstag z. B. wird dadurch zum Geschäft, dass alle dasselbe schenken. So lässt sich die Liebe auf Halde vorproduzieren. Wahre Liebe hingegen, die in ihrem Begehren nach dem anderen keinerlei Konsum nötig hat, ist demnach das größtmögliche Desaster für eine die Liebe propagierende, in ihrem Inneren jedoch leere Pseudogefühlsindustrie. Gerade Frauen sind mit ihrem Wunsch nach Sinnlichkeit leider viel zu schnell mit Konsum ruhigzustellen.

Wir müssen aber wieder lernen zu spielen, neugierig zu sein und die Welt mit immer neuen Blicken in uns aufzunehmen. Denn im Spiel sind wir völlig zweckfrei.

Wann immer uns das Leben zu ernst mit dem erhobenen Zeigefinger der Verantwortungen und Notwendigkeiten droht, sollten wir laut lachen, unsere Liebsten an die Hand nehmen und über ein Blumenfeld tollen. Und sollte es in der U-Bahn oder am Arbeitsplatz kein Blumenfeld geben, dann träumen Sie sich einfach eines.

Und könnte der Joghurt seine eigene Geschichte erzählen, würde sie vielleicht nicht von Verfallsdaten und Mülleimern handeln, sondern davon, wie sich irgendwann einmal auf ihm allerlei lustige Bakterien und Schimmelpilze einnisteten, die ein harmonisches Miteinander praktizierten und den Joghurt so ganz und gar nicht als überfällig und wertlos einstuften.

Es gibt eben immer mehr als nur eine einzige gültige Sichtweise auf unser Leben. Auch wenn uns dies als so viel einfacher erscheinen würde.

Und zum Ende meines Buches frage ich Sie: Was nennen Sie denn »Leben«? Sie haben mich in meinem Buch ein wenig kennengelernt, so dass es Sie nicht wundert, wenn ich jetzt die Seherin Kassandra das Schlusswort sprechen lasse. Kurz vor ihrem Tod antwortet sie dem Vermesser Panthoos: »Was ich lebendig nenne, ist: Das Schwierigste nicht zu scheuen, das Bild von sich selbst zu ändern«.

UNVERMESSENE GEDANKEN ANMERKUNGEN

»Das Leben ist wert, gelebt zu werden, sagt die Kunst, die schönste Verführerin; das Leben ist wert, erkannt zu werden, sagt die Wissenschaft.«
Friedrich Nietzsche

Jede Erzählung hat ihre Voraussetzungen. Mit den folgenden Anmerkungen und Thesen verweise ich auf die wissenschaftlichen Überlegungen, die meinem Debattenbuch zugrunde liegen. Sie finden hier die Titel der jeweiligen Kapitel mit den damit verbundenen wissenschaftlichen Grundlagenwerken. Dies ist für all jene gedacht, die zum Thema der Vermessung weiterforschen möchten. Wir befinden uns in einer Zeit der »entfesselten Maschine«, in welcher die Möglichkeiten, die Computersysteme eng an den Menschen anzubinden, in aller Vielfalt diskutiert und weitergedacht werden müssen. Deshalb hier auch die ausführlichen Anmerkungen und wissenschaftlichen Überlegungen. In vielen Kapiteln habe ich die Form des populären »J'accuse« – »ich klage an« am Beispiel der Vermessung der Frau gewählt – etwas, was philosophisch schon längst notwendig gewesen wäre. Ich mache an der Frau fest, was die widersprüchliche Moderne bewegt – die meisten Autoren vergessen immer wieder, wie konstitutiv die eine Hälfte der Menschheit für die Phänomene ist, die meist nur aus der Sicht der anderen Hälfte der Menschheit beschrieben werden. Sie finden sowohl im Text als auch in den Anmerkungen zahlreiche Denkanstöße von mir. Deshalb finden Sie Alltagsbeispiele mit den großen Theorien der Gegenwart auf originelle Art und Weise verbunden. Mein Buch ist nicht einfach Material für eine neue Skandalisierungsspirale um Einzelthemen wie Pornografie, Frauenquoten, Geschlechterparadigma, Biologisierungen und Rassenparadigma, sondern es reiht sich ein in die lange Liste der Überlegungen zur Moderne und deren Rezeption im politischen Denken.

VORWORT

1) »Verfallsdatum«: Die Mindesthaltbarkeit von Produkten fällt mit der Einführung industriell hergestellter Lebensmittel zusammen. Im deutschsprachigen Raum hat sich das Verfallsdatum relativ schnell auch im Zusammenhang mit dem Alter von Frauen etabliert. In der Schweiz war es lange üblich, die Gebärmutterentfernung von Frauen mit »40er Service« zu bezeichnen – TÜV für 40.000 km. Wie Sprache unser Denken strukturiert siehe Deutscher 2005 und Pusch 1984.
2) »Evolutionsbiologe Dawkins«: Richard Dawkins publizierte 1976 »Das egoistische Gen«, in welchem er den Körper als reines Überlebensinstrument und die Gene als einzigen Motoren menschlicher Entwicklung proklamiert. Der Evolutionsbiologe zählt weltweit zu den führenden und streitbarsten Intellektuellen. Richard Dawkins bezeichnet sich selber als militanten Atheisten. Die Menschen sind für die Gene da und nicht wir für die Gene. »Wir sind Maschinen, deren sich die Gene bedienen, um mehr von ihresgleichen herzustellen und in die nächste Generation zu kommen. Nun schwärmen sie in großen Kolonien aus, sicher aufbewahrt in riesigen, schwerfälligen Robotern, abgetrennt von der äußeren Welt, mit der sie über verschlungene indirekte Wege kommunizieren und die sie durch Fernkontrolle manipulieren. Sie stecken in Dir und mir; sie haben uns geschaffen, als Körper und Geist, und ihre Erhaltung ist der ultimative Grund für unsere Existenz.« Zitate aus Die Welt, 6.11.2006.
3) »Evolutionsbiologe Grammer«: Karl Grammer ist Verhaltensforscher, lebt und lehrt in Wien mit den Forschungsschwerpunkten »Pheromone und Attraktivität«. 1993 publizierte er die populäre Studie »Signale der Liebe. Die biologischen Gesetze der Partnerschaft«. Evolutionsbiologen schließen von äußeren Erscheinungen auf den Verlauf der Geschichte, den Charakter und die moralische Veranlagung der Menschen. Diese Methode, die Darwin als Kind seiner Zeit entwickelt hat, erlebt seit dem Fall der Mauer 1989 ungeheure Popularität. Damit wiederholen sich absurde biologistische Debatten aus dem 19. Jahrhundert wie beispielsweise die Idee, dass Masturbation bei Frauen zum Ausfall von Schamhaaren führen könnte.
4) »Dieter Bohlen, Heidi Klum und Stefan Raab« sind populäre Fernsehmoderatoren in Deutschland.
5) »Medienwahnsinn«: Richard Sennett hat dazu schon 1974 ein immer noch gültiges Standardwerk verfasst. Die »Tyrannei der Intimität« habe ich in meiner »Die Macht des richtigen Friseurs« weiterentwickelt und ergänzt. Heutzutage sind die privaten Eigenschaften, nicht die Handlungen eines Menschen in den Medien entscheidend: Der Körper einer Politikerin erhält

oft mehr Aufmerksamkeit als ihr Wahlprogramm. Dies führt zu einer urteilslosen Beliebigkeitsmaschinerie von Information, die auch an den Universitäten nicht reflektiert wird, siehe dazu Stämpfli, Macht des Friseurs.

6) »Die Welt der Ranglisten«: Die Logik der internationalen Fußball- und Sportwettbewerbe hielt mit dem Fernsehen Einzug in alle gesellschaftlichen und politischen Bereiche: Universitäten (Shanghai-Rating), Städte (Mercer-Rating), Länder (Standard & Poor's Ratings Services, Moody's Investors Service und Fitch Ratings), Unternehmen und Banken (auch Standard&Poor's, Moody's und Fitch), Politiker und Parteien (Umfrageinstitute), TV (Quoten), Frauen (Miss-Wahlen, GNTM), Intelligenz (IQ), Körper (BMI), Liebe (Partneragenturen) etc. Die in den Ranglisten erhobenen Kriterien sind meist ideologischer und nicht objektiver Natur. Sprachlich besonders entlarvend sind die ECTS-Punkte in der Bologna-Bildungsreform – einer Reform, welche die Bildung der letzten 200 Jahre revolutionierte und nicht einem demokratischen Entscheidungsprozess zustande kam, sondern in den Hinterzimmern der europäischen Bildungsminister beschlossen wurde. ECTS steht für »European Credit Transfer and Accumulation System«, was nichts anderes bedeutet, als dass Bildung nicht mehr ein Allgemeingut, sondern zum Kreditsystem verkommen ist. Es ist nicht erstaunlich, dass sich innerhalb eines derart entleerten akademischen Börsenplatzes seitdem die gefälschten Doktortitel häufen.

7) »Liebe mit Hilfe der Mathematik«: James Murray und John Gottman entwickelten seit 2004 einen »Dow-Jones-Index für Ehekonversation«, mit welchem sie behaupten, die Dauer und Stabilität einer Ehe voraussagen zu können. Dabei stützen sie sich auf banalste Erkenntnisse, dass Paare, wenn sie sich an glückliche Zeiten erinnern, länger zusammenbleiben als Partner, die nur noch von Streit und Konflikt reden. Wer dafür eine Formel braucht, ist selber schuld. Die »Mathematik der Liebe« brachte den Wissenschaftlern indessen hohe Auszeichnungen und seit 2004 regelmäßige Schlagzeilen und Hintergrundberichte in den deutschen Leitmedien. Das Absurde ist, dass Murray selber seine Ehe nie berechnen würde, da er seit über 50 Jahren glücklich verheiratet ist und »man spürt doch, dass es passt«, Süddeutsche 17.5.2010.

8) »Gene und Hormone reden lauter zu uns als unsere Mitmenschen«: Während alle materialistischen Menschenreduktionen flächendeckend Einzug in alle deutschsprachigen Gazetten, Zeitschriften und Leitmedien finden, werden die neueren Erkenntnisse der Epigenetik sträflich vernachlässigt. Seit Antonio Damasio 2006 ist klar, dass Beziehungen den Körper mitgestalten. Schon kurzes Joggen verändert die DNA. Doch die auf Milliarden angewiesene Biotechnologie vermischt Wissenschaft mit Politik und ver-

kauft Studien, die sinngemäß behaupten, ein Klavier (Körper) könne ohne Klavierspieler (Beziehungen) Musik machen und – besonders absurd – immer nur ein einziges Lied spielen. Der menschliche Körper verfügt nicht nur über eine Bauanleitung, sondern auch über ein Gedächtnis, siehe Joachim Bauer.

KÜSSEN MÄNNER ANDERS?

1) »Ob es sich um das Paarungsverhalten«: Die grundlegenden Fragen der politischen Philosophie drehen sich um das Menschenbild: Was ist der Mensch und wie sollte er sein? Gut, schlecht, funktional, im Wesentlichen weiblich oder männlich, nur durch Worte existierend, manipulierbar, bestialisch, anpassungsfähig, von Hormonen geleitet, ungleich, gleich, von Blut getrieben ... etc. In meinem Kapitel »Küssen Männer anders?« verbinde ich die Frage nach dem Menschenbild mit den heutigen Erscheinungsformen und den herrschaftsgültigen Erklärungen. Jedes politische System zieht aus einem bestimmten Menschenbild seine Legitimität, siehe Stämpfli, Stummbürger. In allen Diskussionen wird, ohne dies zu kennzeichnen, dann auf bestimmte, unhinterfragte Menschenbilder rekurriert. In der Politik dominieren seit Jahren die Argumente, dass dies oder jenes Modell, meistens die Demokratie, nicht richtig funktionieren könne, weil der Mensch ja so und nicht anders sei. Besonders beliebt ist das Vorurteil, dass »der Mensch« egoistisch, geldgierig und machtbesessen sei. Ich argumentiere für eine kritische Reflexion des herrschenden Diskurses, der sich in Deutschland gerne und immer noch häufig auf das Menschenbild von Thomas Hobbes »homo homini lupus« bezieht. Es ist ein Diskurs, der sich in den Sozialwissenschaften etabliert hat und von den herrschenden ökonomischen Theorien der Verdinglichung aller menschlichen Zusammenhänge gestützt wird. Dies führt zu einer absurden Medien- und Lebenswirklichkeit, in welcher die privaten, biologischen Eigenschaften der Menschen entscheidender sind als die allgemein menschlichen Erscheinungsformen. Tagtäglich sehen wir dann Politiker, statt dass wir Informationen zu deren Debatten kriegen. In der Demokratie etabliert sich so ein politisches Denken, das im Kern antidemokratisch ist: Der politische Diskurs verschiebt sich von Repräsentation zur Identität, vom Argument hin zum Körper, von Fakten hin zu Umfragen, von Inhalt zu Skandalen. Diese fehlende Unterscheidungskraft wird mittlerweile auch an den Universitäten gelehrt. Besonders stört dabei die Umfragedemokratie, siehe mein Diktum: »Wer die Demokratie vermisst, schafft sie ab«, WAZ, 13.1.2011.

2) »Vermesserwahn«: Das »Sich-Verhalten«, der Konformismus ist an Stelle des Handelns der Menschen getreten. »Auf dem gleichen Konformismus, den die Gesellschaft verlangt und durch den sie handelnde Menschen in sich verhaltende Gruppen organisiert, beruht auch die Wissenschaft, die dem Entstehen der Gesellschaft auf dem Fuße folgte, nämlich die Nationalökonomie, deren wichtigstes wissenschaftliches Rüstzeug die Statistik ist, welche die Berechenbarkeit menschlicher Angelegenheiten bereits als selbstverständlich voraussetzt. (...) Was immer man daher gegen den Behaviorismus und seine Lehren hervorbringen mag, man wird schwerlich seine Relevanz für die Wirklichkeit, in der wir leben, leugnen können. Je mehr Menschen es gibt, desto richtiger werden seine ›Gesetze‹ des Sich-Verhaltens, des ›Behaviors‹, d.h. desto wahrscheinlicher wird es, dass Menschen sich wirklich nur noch so verhalten, und desto unwahrscheinlicher, dass sie solche, die sich anders benehmen, auch nur tolerieren. (...) Denn die statistische Einebnung historischer Prozesse hat längst aufgehört, ein harmloses wissenschaftliches Ideal zu sein; es ist vielmehr seit geraumer Zeit bereits das offenbare politische Ideal einer Gesellschaft, die nichts kennen will als das ›Glück‹ des Alltäglichen und daher in den Gesellschaftswissenschaften mit Recht ›die Wahrheiten‹ sucht und findet, die ihrer eigenen Existenz entsprechen.« Hannah Arendt, V.A., S. 52-55.

3) »IQ 116«: Seit Jahren wird nach einer Glücksformel für die Ehe gesucht. Häufigstes Argument für den Anstieg von Single-Frauen ist, dass Frauen »nach oben« und nicht »nach unten« heiraten wollen. Eva Illouz plädiert deshalb in ihrem Werk »Warum Liebe weh tut«, dafür, die Elternschaft von der leidenschaftlichen Liebe zu entkoppeln. Auch hier schlägt sich die industrielle Arbeitsteilung direkt im Gefühlsleben der Menschen nieder. Sie schlägt vor, die Erwartungen an den Geliebten von dessen Vaterrolle zu trennen. Das Modell »Vater-Mutter-Kind« sollten nicht als einziger Quell allen Glücks verstanden werden.

4) »Oxytocin«: Das »Liebeshormon« Oxytocin macht seit Jahren eine unglaubliche Karriere. Bei Präriewühlmäusen ist es das Nestbauerhormon schlechthin. Deshalb soll es nun auch Männer und Frauen monogamer machen. Erst in jüngster Zeit wird Oxytocin auch mit steigender Aggressivität gegen Außengruppen – sprich Rassismus – in Verbindung gebracht. In den USA gibt es schon Oxytocin-Nasensprays im Handel. Da der genetische Determinismus mittlerweile umstritten ist, greifen viele Wissenschaftler nun auf die Hormone. Hormone sollen alles erklären, vor allem aber die bestehenden Strukturen nicht ändern. Lieber verändern die Wissenschaftler den Körper des Menschen als politische Systeme, welche die Menschen stärker knechten als jede biologische Gegebenheit. Oder im Fall der Liebesbezie-

hungen: Nicht die Kommunikation zwischen den Paaren soll künftig über die Bindungsfähigkeit entscheiden, sondern die hormonelle Kompatibilität.

5) »Nancy Etcoff, Susan Pinker, Steve Pinker«: Erstaunlich, dass noch niemand die persönlichen engen Verflechtungen der evolutionären Bestsellerautoren kommentiert hat. Nancy Etcoff ist die Ex-Frau von Steven Pinker, Susan Pinker seine Schwester. Das gegenseitige Zitierkartell ist medial äußerst wirksam. Die Gemeinde der Evolutionsbiologen ähnelt in den Beziehungsmustern mehr und mehr einer Sekte, doch dies nur so nebenbei. Etcoff hat mit »Survival of the Prettiest« eines der Standardwerke für die bescheuerte Attraktivitätsforschung geliefert, die auch in der Politikwissenschaft Einzug hält. So verstieg sich ein Schweizer Politologe 2007 zur Behauptung, Schöne würden besser gewählt. Ein Blick in die realexistierenden Abgeordnetenkammern genügt, um diesen Befund zu widerlegen, siehe Stämpfli, Politik. Susan Pinker behauptet, dass der Mensch vor allem durch seine Geschlechtszugehörigkeit determiniert ist. Steven Pinker rekonstruiert Geschichte aufgrund statistischer, mathematischer, formalistischer Methoden. Dies mag Frauen schmeicheln, hält aber der historischen Wirklichkeit nicht stand. Der Hirnforscher Gerhard Roth spricht allen Menschen den freien Willen ab. Der Mensch sei nichts anderes als eine neurobiologische Verbindung. Roths »Beweise« sind Abbildungen. Die den Bildern zugrundeliegenden Messverfahren werden dabei nicht reflektiert. Roth schließt von Korrelationen auf Kausalitäten – ein klassischer Anfängerfehler unter Naturwissenschaftlern.

6) »Kussstudie«: Die Süddeutsche berichtet am 17.5.2010 über »chemische Botenstoffe«, die für die Partnerwahl entscheidend sind und infolgedessen zum Küssen animieren.

7) »Menschliches Verhalten in Häufigkeiten fassen«: Früher war der Begriff »Algorithmus« oder »Logarithmus« ein harmloses Wort. Heutzutage stecken hinter Algorithmen ganze Glaubens- und Herrschaftssysteme. Die Wissenschaft redet mehr und mehr in dieser mathematischen Symbolsprache, ohne auf die Zusammensetzung hinter dem Algorithmus einzugehen. Die Wissenschaftler leben in einer sprachlosen Welt, weil sie ihre mathematischen Annahmen nicht mehr auf die Sprache zurückführen können. Deshalb verschwindet politische Urteilskraft hinter einer mehrheitsfähigen Umfragehysterie. Menschliche Kommunikation zieht ihre Kraft aus der Umwandlung von Deutungen in Zahlen, Logik, festlegbare Abläufe. Sie hat enormes Potenzial, sie leidet aber unter einem Grundwiderspruch: Logarithmen eigenen sich rein von ihrer Beschaffenheit nicht für politische Debatten, welche ihrerseits aber für die Menschen konstitutiv sind. Menschen brauchen Spiel- und Deutungsräume, Zwischenräume und Möglichkeiten.

Sie brauchen die umschleichende Zärtlichkeit der Hermeneutik gegenüber der Mathematik. Die Zeichen der Mathematik reduzieren die Welt auf ein Zahlenverhältnis, das schließlich zum Tastenverhältnis mutiert und dem Menschen keinen Namen, sondern nur noch eine Zahl zuteilt.

8) »Wie lange ist es her, dass Sie Menschen gesehen haben, die sich in aller Öffentlichkeit küssen«: Das Verschwinden öffentlicher Plätze forciert die Vereinsamung und Individualisierung von Menschen. Was theoretisch längst bekannt ist, lässt sich praktisch an den real existierenden Bahnhöfen Deutschlands erleben. Es gibt kaum mehr Plätze, an welchen sich Menschen versammeln, auf Bänken sitzen und einen Schwatz halten können. Die Bahnhöfe sind zu sterilisierten Umschlagplätzen mutiert, deren Untergeschosse allesamt zur Shoppingmeile umfunktioniert werden. In den USA gibt es – außer in den großen Städten – keine Plätze, Märkte, öffentliche Orte mehr. Deshalb müssen sich Teenager vor allem in Shoppingcentern treffen, wo es nichts umsonst gibt. Das Verschwinden öffentlicher Räume fällt mit den Privatisierungsbestrebungen für Wasser, Luft, Boden, Bildung, Gesundheit etc. zusammen.

9) »Jäger und Sammler«: Seit Carola Meier-Seethalers bahnbrechendem Werk »Ursprünge und Befreiungen« sowie den klugen Zusammenfassungen von Alice Schwarzer sollten eigentlich alle wissen, dass geschlechterbinäre Geschichtsschreibung für die Zeit der »Jäger und Sammler« mehr Phantasie als Wissenschaft ist. Die meisten Werke zur Frühzeit des Menschen projizieren das Heute auf das Gestern, so als hätten die Frauen schon vor 7000 Jahren nichts anderes getan außer Mammuteintopf kochen.

10) »Setzen sich die Forschungen auch in den nächsten Jahren so erfolgreich durch?«: Bestseller wie die von Hanna Rosin oder Catherin Hakim verankern den Geschlechterdeterminismus in der Gesellschaft. Damit entpolitisieren sie den Kampf der Frauen und Männer um Gleichberechtigung und Chancengleichheit. So ist es selbstverständlich, dass beide Autorinnen insbesondere bei der neuen Klasse von Managerinnen besonders gut ankommen. Frauenpower bedeutet in dem Zusammenhang vor allem, dass die Reichen reich bleiben sollen und die Armen arm. Zahlreiche Studien belegen, dass sich Menschen eher durch Einkommen, Bildung und Sprache unterscheiden als durch ihre Geschlechtszugehörigkeit. Doch mit Geschlechterunterschieden lässt sich kräftig Kasse machen, mit der Forderung nach Bildungs- und Sozialprogrammen nicht, siehe Gaschke.

1) »Weshalb erfreuen sich die Studien so großer Popularität?« Hier die Antwort von Laurie Penny: »Wenn alle Frauen dieser Erde morgen früh aufwachten und sich in ihren Körpern wirklich wohl und kraftvoll fühlten, würde die Weltwirtschaft über Nacht zusammenbrechen.« Fleischmarkt, S. 9.
2) »Adlers Lebenslüge«: Die Lebenslügen sind Teil unseres Medien-, Politik- und Finanzsystems. Die »Herrschaft des Niemands« (Stämpfli) ist seit der Finanzkrise 2007 das übliche Muster politischer Verantwortungslosigkeit. Aufgrund von »Sachverhalten«, »Systemzwängen« und diverser anderer »Logiken« werden Urteilskraft und Verantwortung ins Reich der Illusionen verschoben. Angela Merkel hat mit ihrer Betonung der »marktkonformen Demokratie« das Unwort des Jahres 2012 geliefert, ohne dass es auf das untersucht wurde, was es ist: Die Lebenslüge einer politischen Verantwortungslosigkeit. Vladimir Putin redet im Gleichzug von der »gelenkten Demokratie«. Beide Begriffe haben mit Demokratie nichts zu tun. Hannah Arendt denkt in ihrem Werk »Eichmann in Jerusalem« über Verantwortung nach: »Uns gehen hier nur Ihre wirklichen Handlungen etwas an. Und weder die möglicherweise nichtverbrecherische Natur Ihres Innenlebens und Ihre Motive noch die möglicherweise verbrecherischen Neigungen Ihrer Umgebung. Sie haben sich, als Sie Ihre Lebensgeschichte erzählten, als einen Pechvogel dargestellt, und in Kenntnis der Bedingungen, unter denen Sie lebten, sind wir bis zu einem gewissen Grad sogar bereit, Ihnen zuzugestehen, dass es höchst unwahrscheinlich ist, dass Sie unter günstigeren Umständen je in diesem oder einem anderen Strafprozess als Angeklagter erschienen wären. (...) so bleibt doch die Tatsache bestehen, dass Sie mithalfen, die Politik des Massenmordes auszuführen und also diese Politik aktiv unterstützt haben. Denn wenn Sie sich auf Gehorsam berufen, so möchten wir Ihnen vorhalten, dass die Politik ja nicht in der Kinderstube vor sich geht und dass im politischen Bereich der Erwachsenen das Wort Gehorsam nur ein anderes Wort ist für Zustimmung und Unterstützung.« Hannah Arendt, Eichmann in Jerusalem, S. 403 und 404.
3) »Sie weisen die Verantwortung«: Wer wie die führenden Neurobiologen behauptet, den freien Willen gäbe es nicht, macht in erster Linie Politik und nicht Wissenschaft.
4) »Ich kaufe, also bin ich«: Zygmunt Baumann beschäftigt sich schon seit Jahren mit der flüssigen und flüchtigen Moderne, die nach seinen Untersuchungen vor allem durch die Konsumkultur geprägt ist. In seinem »Leben als Konsum« beschreibt er das Kaufen als wesentlichen Bestandteil nicht nur des Marktes, sondern auch der persönlichen Identitäten und Vorstel-

lungen. Menschen konsumieren und werden konsumiert. Spannend ist wie Zygmunt Baumann zeigt, dass der moderne Staat keine Bürger und Soldaten, sondern vor allem Konsumenten braucht. In meiner Lesart fällt dies mit der Frauenförderung zusammen, d.h. der Staat kann zum ersten Mal in seiner Geschichte sich vor allem auch Frauen bedienen – als Konsumentinnen. Ein Staat, der vor allem auf Konsum baut, baut auch nicht mehr auf Eigenverantwortung und Aufklärung, sondern auf die emotionale Verführbarkeit der Menschen.

5) »Ich, der ich Einer bin«: In »Die Brüder Karamasow« fragt Dimitri K. Starow: »Was muss ich tun, um erlöst zu werden?« Woraufhin Starow erwidert: »Vor allem belüge nicht Dich selbst!« Bestimmend ist nicht die Sorge für den Anderen, sondern die Sorge für das Selbst. Ein Selbst, das in menschlicher Würde und in menschlichem Stolz begründet sein sollte. Dazu braucht es indessen ein Wertesystem, welches das Selbst als hohes Gut erachtet. Sokrates sagt klar, dass Unrecht leiden besser ist als Unrecht tun. Leiden ist bei Sokrates eine ursprünglich menschliche Qualität. Ein solches Menschenbild ist diametral zum neoliberalen Imperativ der Genusssucht.

6) »Das Böse«: Auch J.K. Rowling nimmt mit der Figur von Valdemort, dem grundsätzlich Bösen und versachlichten Nicht-Empathikus in der faszinierenden Harry-Potter-Reihe auf. Selbstachtung ist die Eigenschaft von Harry Potter nicht eine des dunklen Fürsten. Das Böse an Valdemort liegt in seinem Willen, kein Selbst mehr zu haben. Er verdinglicht sich selber. Dieser Ding-Mensch ist grundsätzlich böse, da er vor nichts, schon gar nicht vor sich selber, Achtung hat.

»UNSER TÄGLICHES WIEGEN GIB UNS HEUTE« – 500 JAHRE PHILOSOPHIEGESCHICHTE

1) »Die Vermessung des Unterleibs«: Die Historikerin Barbara Duden beschreibt, wie weibliche Körpergeschichten immer mindestens zwei Erzählungen beinhalten. Einerseits die Geschichte der Oberfläche, des medizinischen, religiösen und medialen Blickes, andererseits die Geschichte von Macht und Herrschaft. Je raffinierter die bildgebenden Verfahren sind, umso mehr wird der weibliche Körper zum Objekt. Dieses Objekt wird traktiert, verändert, interpretiert und normiert. Der klinische Blick macht aus dem Körper eine seelenlose Maschine und wünschbare Form, dem sich besonders Frauen anzupassen haben. Die Erfahrung von Frauen verschwindet hinter einem sterilen Blick. Die Frau muss ihren Körper von ihren Gefühlen abspalten.

2) »Es geht um Mensch und Maschine«: Die Konzentration auf die Geschlechterdifferenzen, typische Frauenliteratur sowie Feminismus verunmöglicht es Frauen oft, allgemeine philosophische Themen damit zu verknüpfen, respektive werden die grundlegenden Aussagen von Frauen nicht als solche, sondern höchstens als Marginalien wahrgenommen.
3) »Männer hinwegtrösten«: Die erst kürzlich verstorbene Grande Dame der deutschen Psychoanalyse, Margarete Mitscherlich, erklärt sich den Frauenhass mit den Rachegefühlen der Männer. Weil die Männer zu Beginn des Lebens auf Gedeih und Verderben auf ihre Gebärerin angewiesen sind, entwickeln sie nach Mitscherlich nie ein normales Verhältnis zu Frauen. Die männliche Kränkung, allein durch den Willen einer Frau, sie zu gebären, ist unüberwindlich. Sigmund Freud erholte sich nie von dieser Kränkung und konstruierte deshalb – nach Mitscherlich – den völlig überholten Penisneid. Freud ging sogar noch weiter und theoretisierte seine ureigene männliche Kränkung im Ödipus-Komplex.
4) »Theorien der Gegenwart«: Hinter der Vernunft und der Theorie stehen sehr oft männliche Kränkungen, siehe Mitscherlich. Dies hat paradoxe Wirkung: Einerseits fühlen sich die Männer ohnmächtig, andererseits sind sie politisch und gesellschaftlich potent. Frauen hingegen wären mächtig, fühlen sich dank Politik und Gesellschaft schwach. Männlicher Sadismus und weiblicher Masochismus ergänzen sich so oft perfekt. Tragisch daran ist, dass Frauen auf alle Frauen den Herrscherblick übertragen und sich an der Schwäche anderer Frauen freuen, siehe Julia Onken. Es gilt, den Kreislauf von Unterdrückung endlich zu unterbrechen.
5) »Durchleuchtung des Inneren des Menschen«: Die Muskeln müssen aufgebaut, das Haar gekräftigt, das Herz trainiert, das Fett abgesaugt, die Akkus aufgeladen werden. Seit dem anatomischen Blick wird der Mensch wie eine Wartungs- und Reparaturmaschine behandelt. Diese Maschine soll unsterblich werden. Nicht zufällig erfreuen sich Vampirfilme so großer Beliebtheit, denn das Thema des unsterblichen Menschen ist alt. Das Unsterblichkeitsdogma manifestiert sich in den diversen Samenbanken und Einfrierungsstätten für weibliche Eizellen.
6) »Alles wird vermessen«: Ich zeige hier den Zusammenhang zwischen der kartesianischen Wende über die Disziplinierung des menschlichen Körpers hin zur Gesundheitsreligion, die sich als Schönheitspflege tarnt. Dass Frauen ihre Intimregionen operieren, hat nichts mit individuellen Entscheiden, sondern mit der philosophisch-politischen Entwicklung zu tun. Es ist mitunter eben die Kritik einer reinen Vernunft – an alltäglichen Beispielen beobachtet.
7) »Medizin und Leichen«: Unübertroffen ist das Kapitel »Medizinzynismus« in Peter Sloterdijks »Kritik der zynischen Vernunft«: »Der anatomische

Blick, ›zynischer‹ als jeder andere, kennt eine zweite Nacktheit unseres Körpers, wenn auf dem Seziertisch des Chirurgen sich die freigelegten Organe in ›letzter‹ schamloser Blöße präsentieren. (...) Auf die Leiche richtet sich eine archaische, von Grauen unterlaufene Schaulust, wie frühere Hinrichtungen beweisen, auch öffentliche Einäscherungen, Leichenhallenromantik von einst sowie die große Aufbewahrung politischer Kadaver.« (S. 489).

8) »Historische Triebkräfte«: Max Weber vertritt in den Aufsätzen von 1904 bis 1906, seinen bis heute populärsten Schriften, die Wahlverwandtschaft zwischen protestantischer und moderner betriebsrationaler kapitalistischer Wirtschaftsform. Seine »Geist des Kapitalismus«-Aufsätze erregten schon zu seiner Zeit großes Aufsehen und erhielten durch Webers Besuch in den Vereinigten Staaten einen modernen Touch avant la lettre. Max Weber kennzeichnet die Moderne mit skeptischen Worten wie Entmenschlichung, Versachlichung, Verunpersönlichung, Entseelung, einer richtiggehender Entzauberung der Welt.

9) Die Numerik ist in allen Peter Greenaways Filmen präsent. Auch »The Draughtsman's Contract« dreht sich um einen Mord, der sich nach Zahlen richtet. Greenaway zeigt übrigens wie kein anderer, dass die Mittäterschaft der Frauen in einem Zahlensystem evident ist. In keinem seiner Filme käme jemand auf die Idee, dass sich hier ein Drama zwischen Männern und Frauen abspielt, sondern es sind mathematisch angelegte Sittengemälde, welche die Moderne auf den Punkt bringen.

10) »Solche Rechenverhältnisse beenden zugegebenermaßen früher oder später auch die klassischen menschlichen Erfahrungsgeschichten wie Heilung, Seele, Glaube, Unsterblichkeit.« Peter Sloterdijk beschreibt die Janusköpfigkeit der Moderne in »Zorn und Zeit« und plädiert für eine bürgerliche Rückkehr: »Viel wichtiger ist es jetzt, die altehrwürdig-fatale Allianz von Intelligenz und Ressentiment zu delegitimieren, um zukunftsfähigen Paradigmen entgifteter Lebensweisheiten Raum zu verschaffen. Deren Kriterien sind nicht besonders neu – John Locke, Vordenker des liberalen englischen Bürgertums, hat sie 1689 in schlichter Sprache formuliert: Es handelt sich um die Grundrechte auf Leben, Freiheit und Eigentum.« Sloterdijk, ZZ, S. 354.

11) »Star Trek oder Raumschiff Enterprise«: Dass Wissenschaft oft wie aktuelle Politik in kostümierter Form funktioniert, zeigt ein Beispiel aus meiner Kindheit. In einem altbackenen Lexikon aus meiner Kindheit gab es Abbildungen, wie sich Forscher Dinosaurier heute und damals vorstellten. Das war unglaublich lustig, denn der Tyrannosaurus Rex des 19. Jahrhunderts sah aus wie ein überdimensionierter Bär. Die Forscher in meinem Lexikon von 1981 zeigten, wie Dinosaurier »wirklich« aussähen. Als ich vor ein paar

Wochen das Lexikon von 1981 im Keller wiederfand, musste ich nochmals lachen. Aber nicht, weil die alten Variationen so lustig waren wie damals, sondern weil die Forscherbilder von 1981 völlig veraltet waren. Was damals als echt und auf dem neusten Forschungsstand als »wahrer« als die Bilder aus dem 19. Jahrhundert präsentiert wurde, sieht 30 Jahre später genauso falsch aus. So sieht es auch mit den Abbildungen von Menschen in der Urzeit, um Mittelalter, in der Moderne aus – nur leider sind die nicht mehr so lustig wie damals die Dinosaurier.

12) Neiman, S. 443.

13) »Immanuel Kant«: Zitat aus der »Kritik der reinen Vernunft«, B 46/A 30-B46/A31 (5715).

14) »Ziemlich schräger Maskenträger ...« Wilhelm Weischedel nennt Descartes »den Mann mit der Maske«, Ernst Peter Fischer setzt den Metaphysiker auf Diät und Robert Zimmer reist mit ihm ins Innere der Vernunft. Descartes ist definitiv Viele.

15) »De omnibus dubitandum est – alles steht in Zweifel«: » Bei Descartes hat der Zweifel ein unbedingtes, wenn auch selten direkt ausgesprochenes Primat vor dem Denken. Dafür ist er umso williger, wenn es darum geht, moderne Wissenschaftstheorien wie ein Schwamm das Badewasser aufzusaugen.

16) »Sie wird vermessen. Schließlich gelten die Zahlen in Zeiten der Unsicherheit als das einzig Verlässliche«: Hannah Arendt weist darauf hin, dass sich die Wissenschaftsorganisationen gerne objektiv und keiner politischen Partei zugehörig geben. Sie organisieren sich aber wie besessen und sind Meister darin, alle Nicht-Clubmitglieder auszuschließen. »Eine Organisation aber, ob sie nun aus Politikern besteht oder aus Wissenschaftlern, die sich verpflichtet haben, sich in politische Streitigkeiten nicht zu mischen, ist per definitionem eine politische Institution: wo Menschen sich organisieren, tun sie es, um zu handeln und Macht zu gewinnen. (...) Das Zeitalter der Wissenschaft entwickelt sich zu einem Zeitalter der Organisationen. Organisiertes Denken ist die Grundlage für organisiertes Handeln und zwar, ist man versucht hinzuzufügen, nicht weil das Denken die Grundlage des Handelns ist, sondern weil die moderne Wissenschaft als das ›organisierte Denken‹ ein Element des Handelns in das Denken überhaupt erst einführte.« Arendt, V.A., S. 473, Anm. 26 zu Kapitel VI.

17) »Anorexie, Bulimie, Dysmorphia«: Der Körper und seine Attraktivität gehören zum modernen Auftrag. Der Körper ist nicht Schicksal, sondern das Ergebnis des richtigen Verhaltens. Unter diesem Druck entwickeln sich die unterschiedlichsten Pathologien, die bei Lisa Schmuckli als Ausdruck weiblicher Freiheit gedeutet werden.

18) »Cogito ergo sum« habe ich in meinen Veröffentlichungen zum »In media ergo sum« hin zum »Coitus ergo sum« umgewandelt, um die »Pornografisierung des Alltags«, die zuerst im Denken, dann in den Medien und schließlich in unserem Körper stattfindet, zu beschreiben.

19) »Die Erfahrung des Denkens«: Zum Ideal der Wahrheit wird seit René Descartes die mathematische Gleichung. Mathematik soll nach Descartes auch den Menschen errechnen. Galileo Galilei formulierte dies präzise: »Die neue Wissenschaft hat die Sinne vergewaltigt.« Dies kreiert eine absurde Welt wie dies Tomas Sedlacek in seinem Werk »Die Ökonomie von Gut und Böse« treffend formuliert: »Systeme mit inneren Widersprüchen, die zum Teil im Konflikt mit der Realität stehen und häufig auf bewusst völlig unrealistischen Annahmen beruhen und zu extrem absurden Schlüssen kommen, werden trotzdem erfolgreich angewendet. ... Die ökonomischen Modelle werden somit nicht auf Grundlage ihrer größeren oder geringeren Wahrheit akzeptiert ..., sondern vielmehr auf Grundlage ihrer Glaubwürdigkeit, Eignung, Überzeugungskraft oder Übereinstimmung mit unserem internalisierten Glauben an das Funktionieren der Welt (das heißt, mit entlehnten oder ererbten Paradigmen, oder, wenn man so will, Vorurteilen). S. 221-222.

20) »Interessanterweise beginnt mit dem Zweifel selbstverständlich die Suche nach der absoluten Wahrheit.« Weil die »certitudo salutis« ein Bemühen ohnegleichen war, sich in dieser Welt zu bewähren, so endete dieser Verlust der Wahrheitsgewissheit in einem neuen Eifer für Wahrhaftigkeit. Hannah Arendt bemerkt dazu trocken in einer ihrer Anmerkungen: »Es ist auffallend, dass keine der Weltreligionen, mit Ausnahme der Lehre des Zarathustra, jemals die Lüge für eine der Todsünden gehalten hat. Unter den Zehn Geboten findet sich kein Verbot: Du sollst nicht lügen, denn das ›Du sollst nicht falsch Zeugnis ablegen wider Deinen Nächsten‹ ist natürlich etwas ganz anderes. Es scheint überhaupt, als habe vor dem Aufkommen des Puritanismus niemand das Lügen moralisch sonderlich ernst genommen.« Arendt, V.A., Kapitel VI, Anm. 37, S. 475.

21) »Es ist, als sei Demokrit's alte Prophezeiung wahr geworden, dass ein Sieg des Verstandes über die Sinne mit einer Niederlage des Verstandes enden werde.« Hannah Arendt, V.A., S. 415.

1) »Bis ich 16 war, kümmerte ich mich nicht weiter«: Hier beschreibe ich meinen verzweifelten Versuch, meinen eigenen Körper zurückzufinden, wiederzufinden in einer Überflussgesellschaft, die meinen Körper mit einer unerbittlichen Konsumhaltung zu beschreiben begann. Ich wusste von da an, dass ich mich bei der Lektüre großer Schriften immer wieder auch mit meinem Körper befassen würde. Körper und Schrift sind seit meinem Austauschjahr eng verknüpft.
2) »Schreckensherrschaft der Diäten«: Christina von Braun hat schon 1985 mit »Nicht-Ich«, Logik, Lüge, Libido zur Reflektion des weiblichen Körpergefühls ein umfassendes Werk vorgelegt, das sehr schwer zu rezipieren und zu verstehen ist. Sie führt weiblichen Krankheiten wie Hysterie, Anorexie und Bulimie auf das gewandelte Verhältnis von Körper und Schrift zurück. Frauen wurden beschriftet und so eingekerkert in eine Dichotomie von Körper und Geist. Aus diesem Gefängnis zu entfliehen war nach von Braun der Sinn von Hysterie, Anorexie und Bulimie. Christina von Braun dazu: »Der Hungerstreik, der passive Widerstand dient als Mittel, das Ich in eine ungreifbare Utopie zu verwandeln, eine echte, weil nicht realisierte und nicht realisierbare Utopie. Sie dienen der Derealisierung, der Wahrung des Wunsches, der Projektion. So erklären sich die stets gefüllten Speisekammern der Anorektiker: die Nahrung, die Materie wird rückverwandelt in Wünsche, in Utopien. Diese Entwicklung bedeutet aber, dass das utopische Denken – trotz Materialisierung der Ideale, trotz Beleibung des Logos – nicht untergegangen ist. Es hat nur die Funktion geändert: das utopische Denken dient nicht mehr der Schöpfung und Verwirklichung imaginärer Modelle, sondern der Ablehnung der bestehenden Wirklichkeit. (...) Damit schlägt sich das utopische Denken aber auf die Seite der Krankheit. Es sucht, wie die Magersucht, die De-Realisierung herbeizuführen. Mit dieser Entwicklung sind auch die alten Gegensätze von Projektion und Lüge aufgehoben. Die alten Feinde, die gegensätzliche Wahrheiten verkündeten, verfolgen nun beide das gleiche Ziel, die Entkörperlichung.« S. 468-469.
3) »Mittlerweile ganze Bibliotheken umfassenden Kulturtheorien«: Allein bei Philipp Sarasin umfassen Quellen, Zeitschriften sowie Literatur über 40 kleinstbedruckte Seiten. Die Popularisierung der spannenden wissenschaftlichen Diskurse zur Konstruktion von Körper und Geschlecht ist indessen – im Unterschied zu den oft weniger seriösen biologistischen Studien – fast inexistent. Es gibt kaum größere Abgründe zwischen universitärer Forschung und medienwissenschaftlicher sowie gesellschaftspolitischer Rezeption als beim Thema Geschlecht und Körper. Resultate dieser Diskre-

panz zeigen sich dann in medial weitverbreiteten, völlig vormodernen Geschlechteridiotien. Diese strukturelle Absurditäten erinnern mich an Erich Kästners Worte in »Fabian«: »Wie? Doktor sind Sie auch? (...) Wie hieß denn Ihre Dissertation?« »Sie hieß: ›Hat Heinrich von Kleist gestottert?‹ Erst wollte ich an Hand von Stiluntersuchungen nachweisen, dass Hans Sachs Plattfüße gehabt hat. Aber die Vorarbeiten dauerten zu lange.« S. 42.

4) »Körper mit Diskursen und Macht zu beschriften«: Wer sich mit Schrift, Macht und Körper näher befassen will, ist bei Foucault, Butler, Elias, Bourdieu, Baudrillard, von Braun, Sarasin und Schmuckli gut aufgehoben.

5) »Big-Brother-Blick«: Die inszenierte Weiblichkeit ist Imagination und Überwachung gleichzeitig. Christina von Braun meint zur mütterlichen Imagination: »Es gibt zum Beispiel die ›Mutter‹, die das Kind gebiert; aber daneben gibt es auch eine abstrakte ›Mutter‹, ein Bild der Mutter, das der realen Mutter widerspricht, ihr aber als ›Ideal‹ gegenübersteht. Man kann sie als ›fremdbestimmte‹ oder als ›abstrakte‹ Mutter bezeichnen. Sie wurde zum Instrument der Vernichtung der realen Mutter.« Die Vernichtung von echter Weiblichkeit zugunsten einer imaginierten Weiblichkeit wurde mir in den USA bewusst.

6) »Essstörungen töten die Seele«: Laurie Penny bringt dies in ihrem kraftvollen Bändchen »Fleischmarkt« auf den Punkt: »Körperkult ist der Basis-Code in dieser Sprache der Nötigung, die Frauen in den irren Glauben treibt, dass wir ein glückliches, erfülltes Leben führen könnten, wenn wir uns nur in das enge Korsett einer akzeptierten weiblichen Körperlichkeit zwängen, wenn wir unsere Körper zähmen, die vermarkteten Zeichen der westlichen Weiblichkeit kaufen und unsere Sexualität in einer frigiden und entfremdeten Weise ausüben. Das ist offensichtlich eine Lüge.« Laurie Penny, Fleischmarkt, S. 122. Wie gut, dass ich mit 16 Jahren schon über genügend Selbstbewusstsein verfügte und lange in französischsprachigen Ländern gelebt habe. Sonst hätte ich wie die meisten Frauen ein völlig gestörtes Essverhalten und damit wenig Energie, um über wirklich wichtige Dinge statt ein neues Stück Schokolade nachzudenken.

DIE BÖSE KÖNIGIN UND IHR SPIEGEL

1) »Spiegel«: Das Substantiv stammt aus dem lateinischen »Speculum«. Dieses wurde im Laufe der Zeit nur noch medizinisch-anatomisch verwendet. Das Abbild des Menschen wanderte also ins Labor – hier stecken viele spannende philosophische Zusammenhänge, die noch erforscht werden müssten. Der Spiegel ist immer auch Täuschung, da die Spiegelung einen

glänzenden Widerschein darstellen soll. Sie ist aber nie die Wirklichkeit, sondern eben ein Bild.

2) »Speculum«: Das ist ein in der Medizin verwendetes Instrument, das zuerst für die Gynäkologie entwickelt wurde. Es soll das Spähen und Begutachten von Körperhöhlen ermöglichen. Auch hier zeigt sich die enge Verknüpfung zwischen Sehen, Bild und Medizin. Dass der Spiegel eines der Grundinstrumente für die weltliche Herrschaft über die Menschen werden kann, wurde noch kaum diskutiert.

3) »Sie sind die Schönste hier, aber«: Der Spiegel der Königin lügt, denn es lässt sich objektiv nicht feststellen, wer die Schönste ist. Doch der Spiegel gibt vor, die Wahrheit zu sagen. Die Vernunft siegt über die Sinne. Selbst wenn sich die Königin schön fühlt, darf sie nicht schön sein. Die sogenannte objektive Wahrheit des Spiegels macht die Königin zur besessenen Mörderin. Was ist denn überhaupt schön? Was ist tausendmal schöner als Ihr? In welcher Hinsicht denn? Punkto Alter? Punkto rosiger Haut? Punkto ebenholzfarbigen Haar? Punkto roten Lippen? Die Wahrheit des Spiegels ist nichts anderes als eine Teilbetrachtung, die sich auf Materie, Mathematik und Technik stützt.

4) »Spieglein, Spieglein an der Wand«: Der Spiegel im Märchen ist damals so mächtig wie heute. Seine Wirkung entspricht die von Hans Belting beschriebenen »Eroberung des Menschen als Bild«. Es ist als müsste der Mensch hinter dem Bild verschwinden. Der Spiegel produziert eine Königin, die nicht mehr sich selber gehört, sondern nur noch ihrem Spiegel.

5) »Wer ist die Schönste im ganzen Land?«: Wer ist Subjekt, wer Objekt? Hier geht es um das Verhältnis von Menschen und Dingen. Philosophisch betrachtet sind heutzutage Menschen oft verzauberte Dinge, während Dinge sich wie verzauberte Menschen verhalten – kurz, beide Seiten von Materie und Kommunikation haben Botschaften, die sich zeigen und die erkannt werden müssen.

6) »Ist tausendmal schöner als Ihr«: Es würde zu weit führen, hier Jacques Lacan auch nur ansatzweise erklären zu wollen, deshalb muss ein Satz genügen: »Le je n'est pas le moi« – Das Ich ist nicht das Selbst (in meiner Übersetzung), weil das Erkennen im Spiegel zugleich ein Verkennen ist und zu einer Spaltung des Subjektes führt, in ein Ich und in ein Selbst (in meiner Interpretation). Die Königin ist die moderne Frau, der Spiegel das Schönheits- und Gesundheitsdiktat der Konsumgesellschaft.

7) »Schneewittchen«: Selbstverständlich ist Schneewittchen jünger als die Königin. Die Königin ist neidisch. Das archetypische Thema der neidischen Alten und der schönen Jungen fällt zeitlich mit den ersten Einrichtungen der patriarchalen Stammesgesellschaften zusammen. Matriarchale Gesellschaften machen in der Fortpflanzung keinen Altersunterschied.

8) »Spiegel sprich«: Die Königin darf sich nicht mehr imaginieren, sondern sie engt sich selber von einem konstruierten Bild ein. Der Ort dessen, was Frauen sehen, liegt außerhalb der Frauen. Die Bild-Weiblichkeit zerstört Frauen.
9) »an der Wand«: Der Spiegel ist im Märchen fix – anders als in der alten Filmversion von Disney. Die Wand ist entscheidend, denn sie hält den Spiegel und entspricht damit der symbolischen Matrix von Lacan.
10) »Zerstörungswut«: Luce Irigaray beschreibt die psychologische Wirkung eines entfremdeten Blicks, der Frauen nicht fremd ist. Einerseits wird die Frau so gesehen und in die gesellschaftliche Macht eingeordnet, andererseits ermöglicht der entfremdete Blick einen sinnlichen und nicht einen sehenden Zugang zum eigenen Körper.
11) »Schönheit«: Für Frauen ist nicht das Sehen entscheidend, sondern das Fühlen – wenn es um das Genital geht. Die Frau kann ihr Genital nur mit einem Spiegel und einer Kamera sehen. Damit ist für Mädchen wichtig, dass sie ihr Genital ertasten – nach wie vor eher ein Tabu oder in Pornos unsäglich verunstaltet. Luce Irigaray dazu: »Die Frau genießt mehr durch die Berührung als durch den Blick, und ihr Eintritt in eine herrschende skoptische Ökonomie bedeutet für sie wiederum eine Zuweisung zur Passivität: sie wird das schöne Objekt zum Anschauen sein. Wenn ihr Körper sich auf diese Weise erotisiert findet und solliziert zu einer doppelten Bewegung der Zur-Schau-Stellung und des keuschen Rückzuges (...) so repräsentiert ihr Geschlecht den Schrecken davor, nichts zu sehen.« Irigaray, S. 25. Die Philosophin Lisa Schmuckli schließt daraus, dass Mädchen sich nur noch durchs Sehen erregen lassen, wenn sie ihre Selbsterforschung aufgeben müssen. Mädchen und Frauen können sich nicht selber sehen, sondern müssen ihr Begehren durch das Gesehen-werden wecken.
12) »fragt den Spiegel«: Die Königin stellt die falsche Frage. Sie ist der weibliche Descartes, der alles in Zweifel zieht und nur noch in Vergleichen lebt. Die kartesianische Wende hat ein absurdes Spiel mit Lüge und Wahrheit gebracht. Wahr ist die Lüge und die Wahrheit wird als Lüge deklariert. Ist Iris Berben 60 Jahre alt? Was bedeutet das? Iris Berben ist in der Gegenwart. Nicht die Zahlen, sondern ihre Erfahrungen prägen Iris Berben.
13) »Jäger«: Die Königin beauftragt einen Jäger, ihre imaginierte Widersacherin zu ermorden. Sie unterwirft sich dem Diktum des Spiegels so wie Frauen einer Religion. So werden Frauen zu Verräterinnen ihres eigenen Geschlechts. Sie werden Mörderinnen ihres eigenen Geschlechts. Phyllis Chesler erzählt in ihrem Werk »Women's Inhumanity to Women« furchtbare und eindrückliche Geschichten. Wer behauptet, Frauen seien das bessere Geschlecht, zielt auf Legitimation innerhalb einer falschen Ideologie.

14) »Schneewittchen ist tausendmal schöner als Ihr«: Hat mal Eine gefragt, ob Schneewittchen überhaupt die Schönste sein wollte? Ich glaube nicht. Ihr war das völlig egal.

15) »Vergifteter Apfel«: Frauenmorde gibt es seit es patriarchale Herrschaftssysteme gibt. Männer verlieren vielleicht ihren Stolz, ihren Ruf, aber nur selten ihr Leben. Frauen sind im 21. Jahrhundert systematischer Vernichtung freigegeben. Mara Hvistendahl beschreibt in »Unnatural Selection« die ökonomische, politische und religionsbedingte, millionenfache Abtreibung von Mädchen. Die Ausrottung weiblicher Föten weltweit ist jedoch medial weniger ein Thema als die Suche nach der neusten Miss Universe. In keinem Land dieser Welt gibt es für männliche Föten vergleichbare Vernichtungsstrategien. Doch in solche Fragen werden keine Forschungsmilliarden gesteckt.

16) »Spiegel-Bild«: Der Kulturphilosoph Hans Belting meint dazu: »Es ist also heute die Frage, ob sich der Körper jeder Analogie im Bild entzieht oder ob er gegen Bilder eingetauscht wird, in denen er sich verleugnen kann. Beides läuft darauf hinaus, dass zwischen Körper und Bild eine Krise eingetreten ist, eine Krise der Referenz. Die Krise kann sich darin zeigen, dass es keine akzeptierten Bilder mehr gibt, oder darin, dass da nur noch Bilder sind, welche die Realität der Körper unserem Blick entziehen und sie im Bild auflösen.« Hans Belting, Bild-Anthropologie, S. 108.

17) »Frauen sind Körper, Männer Experten«: 2011 habe ich im Auftrag der schweizerischen Frauenverbände die Situation der Frauen in der Schweizer Politik untersucht. Folgende Befunde sind hier relevant: Es gibt drei strukturelle Hürden, die Frauen auf dem Weg zur Macht behindern: Zunächst wäre die Mobilisierung zu nennen, d.h. Frauen werden bei politischen Themen ständig marginalisiert. Dann die Nomination durch die Parteien – auch hier werden Frauen kaum berücksichtigt und schließlich die letzte, wichtigste Hürde, die eigentliche Wahl, die vom Spiegel, d.h. von den gesellschaftlichen Vorannahmen erschwert wird. Bezüglich Mediendemokratie hält die Studie fest: »Die Medien stellen Politik zunehmend nach den Regeln von Unterhaltung und Show dar. Statt politischer Argumente dominiert das körperliche Erscheinungsbild von Politikerinnen. So treten Fakten und sachliche Diskussionen hinter private Meinungen und Emotionen zurück. Auch die wissenschaftlichen Befunde aus den Politik- und Sozialwissenschaften gehorchen den Gesetzen der Massenmedien (Schlagzeilen, Einschaltquoten). Damit verfälscht und verkürzt sich die mediale Berichterstattung zur Wahl von Frauen, indem Klischees in den Vordergrund treten. So wird der unwissenschaftliche Befund, dass Frauen sich nicht für Politik interessieren würden als gängige Lehre der

forschenden Politikwissenschaftler etabliert. Die Medien verstärken diese Tendenz, indem sie Geschlechterstereotypen betonen statt diese auch durch Vielfalt dokumentieren.« Stämpfli, Politik, S. 44.

18) »Philosophisches Quartett«: Im deutschsprachigen Raum reden Frauen zu Frauenthemen, Männer zu allem.

19) »Boderline-Störung«: Manfred Lütz teilt Patienten mit Borderline zwischen Neurose und Psychose ein. Borderline-Patienten verlieren niemals völlig ihre Ich-Stabilität, werden also nie wirklich psychotisch. Aber dieses Ich ist doch zutiefst verunsichert. Borderline-Patienten leiden darunter, immer sehr intensive, aber höchst wechselhafte Beziehungen zu unterhalten. Sie werden von ihren eigenen Emotionen steil nach oben und tief nach unten gerissen und stehen unter dauernder Anspannung. Ihr Selbstwertgefühl ist mitunter am Boden. Immer wieder werden sie von Suizidimpulsen heimgesucht. Sie haben kaum ein Gefühl für sich selbst und fügen sich schmerzhafte Schnitte zu, um sich wenigstens irgendwie zu spüren und die unerträglichen Spannungen zu lösen. Der Umgang mit Borderline-Patienten ist anstrengend. Sie wirken nicht nur selbst in ihren Emotionen bisweilen gespalten, sie spalten auch ihre Umgebung.« Lütz, S. 172. Borderline ist für mich die Klassikerin unter den postmodernen Frauenkrankheiten. Die Störung beschreibt exakt, was mit den Frauen in Medien, Politik und Wissenschaft passiert. Es sind die tiefliegenden philosophisch-psychischen Ursachen, die hier erforscht werden müssten. Doch Borderline wird mit Chemie statt – radikal gesagt – mit Revolutionen des Frauenbildes behandelt. Borderline ist die gesellschaftliche Störung, die sich in den weiblichen Körper verlagert hat.

DIE FRAU: EIN JAHRGANGS-, KILO- UND ZENTIMETERVERHÄLTNIS

1) »Geburts- und Todesanzeigen«: Die Vermessung der menschlichen Körper entspricht der Kapitalisierung aller menschlicher Zusammenhänge.

2) »Sexualität«: Die Entkoppelung von Sexualität und Fortpflanzung brachte den Frauen zunächst eine große Befreiung. Sie ist gleichzeitig auch große Last. Sex ohne Gefühle wird zum Muss – auch für Frauen. Sex ist kein Geheimnis, sondern im Spiegel, im Bild, im Porno vermessen, ausgeleuchtet, vorgezeigt. Da Sex nicht mehr zur Zeugung führt, müssen Frauen allzeit bereit sein.

3) »Reproduktionstechnologie«: Die Pille ist keine Befreiung, sondern das neue, effiziente Herrschaftsinstrument über den weiblichen Körper. Frauen sind fortan Sexual- und Gebärapparate. Der Erfinder der Pille, Carl Djerassi,

ein sehr sympathisch daherkommender moderne Mephisto beschreibt seine Vision dem österreichischen Fernsehen folgendermaßen: »Die Zukunft wird so sein: Sterilisierung im Alter von 20 Jahren oder wann immer wir anfangen wollen mit sexuellem Verkehr, und vorher gehen Sie hin, um Ihre Gameten, also die Eier und die Spermien einzufrieren. Diese kommen dann auf ein Bankkonto. Ihre Gameten, also Ihre Eier und Ihre Spermien. Und wenn Sie dann Ihr Kind haben wollen, das erwünschte Kind, dann gehen Sie zur Bank, zu Ihrem Konto, mit IBAN und Ihrer Nummer, und sagen, bitte Konto Nr. soundso, ich möchte mein Ei heute haben, und dann haben Sie eine künstliche Befruchtung.« Nach Christina von Braun, S. 422-412.

4) »Jahrgangs-, Kilo- und Zentimeterverhältnis«: Die Materie Mensch ist mittlerweile der Goldstandard der Gegenwart. Christina von Braun analysiert: »Das Geld sucht seine ›lebendige Beglaubigung‹ nicht nur in der käuflichen Sexualität, sondern auch in käuflichen Kindern. Dafür bedarf es einer Fortpflanzung, die dem Vermehrungstrieb des Geldes entspricht. Mit der Pille, so hat Djerassi deutlich gemacht, wurde nicht nur der Sexualtrieb, sondern auch die Reproduktionsfähigkeit des Geldes ›freigesetzt‹.« Braun, Geld, S. 413.

5) »Gesundheitsnorm und objektiv vermessbare Gesundheit«: Absolute Wahrheiten, die sich über das Urteil von Menschen ansiedeln, sind unmenschlich in dem Sinne, dass Menschen diese Wahrheiten nicht mehr auf ihren Wahrheitsgehalt überprüfen können.

ROSA BABIES, BARBIE UND NUTTENWIRTSCHAFT

1) »Topmodel-Wettbewerbe«: Ich nenne die Miss-Wahlen das, was sie im deutschen Sprachgebrauch sind. Miss-Wahlen.

2) »Pinkifizierung«: Carolin Wiedemann in der FAZ, 26.11.2012. Die Geschlechterforscherin Stevie Schmiedel meint zum pinkfarbenen Überraschungsei und der »Diktatur von Prinzessin Lillifee«: »Rosa macht Mädchen dümmer«. Prinzessin Lillifee ist »niedlich, spindeldürr, pudert sich die Nase und hat einen befliegbaren Kleiderschrank. Da wird eine Prägung auf das Äußere festgelegt, die so nicht gesund ist«, erklärt die Geschlechterforscherin Spiegelonline. »In der Schokoladenverpackung steckt eine weibliche Spielfigur aus Plastik, bei deren Taillenumfang nicht einmal Platz für einen Darm bleibt.« Spiegel, 28.8.2012.

3) »Verfügungsmacht über den weiblichen Körper«: Hier ein Wort zu Judith Butlers »Unbehagen der Geschlechter«. 1990 entfachte die US-amerikanische Philosophin Judith Butler eine große Kontroverse mit ihrem Entwurf

zum menschlichen Körper. Sie geht davon aus, dass Materie immer etwas Gewordenes ist, d.h. Resultat von Macht und Diskurs. Die Körper sind bei Butler nicht nur beschriftet, sondern sie sind konstruiert, sie sind im Wesentlichen performativ. Dies bedeutet nicht, dass jeder Mensch seinen eigenen Körper konstruieren kann. Dies heißt nur, dass materielle Evidenzen sich im Raum von Sprache und Macht manifestieren. Judith Butlers Analyse ist inspirierend. Doch ich kritisiere Judith Butler vehement, wenn sie versucht, ihre Deutung auch auf die Politik anzuwenden. Judith Butler hat kein Verständnis für Macht und Herrschaft. Sie gibt ihren Analysen – außer wenn es um die absurde Kritik an Israel geht – überhaupt keinen Raum für politische Überlegungen. Butler untersucht nur noch Strukturen und Inszenierungen, lässt das menschliche Subjekt wie die Genforscher aber außen vor: Auch bei Judith Butler gibt es keinen freien menschlichen Willen. Andere Kritikerinnen warfen Judith Butler vor, dass sie die Frau entkörpere, also endgültig dem Abfallhaufen der Geschichte zuordne und die wesentliche männliche Ordnung des Körpers als Text wiederinszeniere. Butler zeigt sich als Kind ihrer Zeit, indem sie die totalitäre kapitalistische Vision, den Körper, hinter dem Diskurs wie bei anderen Philosophen, auch hinter der Maschine verschwinden lässt. Judith Butler reproduziert den Menschen als fixes Bild und als fixe Schrift, obwohl sie das Gegenteil behauptet. Die Idee der ahistorischen Menschwerdung manifestiert sich auch bei Butler. Butler will wie viele Philosophen ein Wesen inszenieren, das sich selber und nur durch den Geist schafft. Diesem Gedanken inhärente Zerstörungslust an der Weiblichkeit wird kaum reflektiert. Frauen sind Menschen und Körper, sie sind immer beides gleichzeitig, während das Subjekt Mann, sich in Geist und Körper, je nach Situation, aufspalten kann.

4) »Schöne, neue Welt«: Dass ich mit meiner Einschätzung der Wirklichkeitswerdung der Dystopie von Aldous Huxley nicht falsch liege, belegt die neue Arzneimittelverordnung der EU vom Februar 2013. Heribert Prantl dazu trocken: »Ich wollt, ich wär ein Tier« – da die Verordnung uneingeschränkte Menschenversuche für Pharmaunternehmen erlaubt. Süddeutsche Zeitung, 18.2.2013.

5) »Ritalin«: Allein in Deutschland wurden im Jahr 2011 über 55 Millionen Tagesdosen abgegeben. Ritalin beruht auf dem chemischen Wirkstoff Methylphenidat und ist das Medikament zur Behandlung von Aufmerksamkeitsstörungen wie ADS/ADHS. In den USA wird bei über 12 Prozent aller Jungs ADS/ADHS diagnostiziert und fast immer mit Ritalin behandelt.

1) »Ludwig Wittgensteins Sprachtheorie«: Sprache wird nicht nur gesprochen und gedacht, sondern gelebt. Worte bekommen ihre Bedeutung nicht, weil Sprecher sie definieren oder Dinge bezeichnen, sondern weil sie gemeinsam gebraucht werden. Die Bedeutung eines Wortes ist sein Gebrauch in der Sprache. Philosophie ist Sprache und Sprache ist das Leben. Wittgenstein begründete den linguistic turn, der später mit dem iconic turn ergänzt wurde. Meine Kritik an Wittgenstein ist seine apolitische und ahistorische Auffassung von Sprache, die in atomisierte Versatzstücke zerfällt.
2) »Klassisches Managerinnentreffen«: In diesem Kapitel geht es um die »Plastikfrauen« und die »Männer aus Pappe« der US-amerikanischen Bestsellerautorin Hanna Rosin. »Das Ende der Männer« beschreibt eher »Das Ende der Menschen und wie dies die Frauen erreichen«. Unzählige Science-Fiction-Romane nehmen das Thema der Empathie auf. Sie erzählen Geschichten von Menschen ohne die Fähigkeit, Mitgefühl zu entwickeln. Die »Das Gott-Mädchen« sind ziemlich verbreitet. Es sind die namenlos gut anzusehenden Nummerngirls der Medienszene, die als Models, Moderatorinnen und Gesprächspartnerinnen unauffällig und kühl die Welt mit einer Sanftheit in ihrer Grausamkeit erklären, ohne dass auch nur eine Spur Leben zu erkennen ist.
3) »Das ganze Ambiente zeugte von einer menschlich kalten Regellosigkeit«: An dieser Stelle möchte ich auf die Schwierigkeit feministischer Kritik und Kritik von einer Frau im Besonderen hinweisen und stütze mich dabei auf die hervorragenden Ausführungen von Andrea Maihofer. In den herrschenden Verhältnissen verlässt die meisten Menschen der Mut, Kritik an Macht, Institution und Gesellschaft zu äußern. Dies gilt besonders für Frauen. Das kritische Denken in Alternativen ist nicht medientauglich, zudem wird jede Komplexität schon im Kern erstickt. In der Wissenschaft und in den Medien passiert dies meist mit einem Hinweis auf den »Naturzustand«, »Der Mensch ist so«, sprich »Ontologisierung« und »Naturalisierung«, d.h. mit der »Es war schon immer so« oder »Das ist doch nichts Neues«-Keule. So zu argumentieren zementiert und legitimiert die herrschenden Machtverhältnisse. Das ist die eigentliche »symbolische Gewalt«, wie sie auch Pierre Bourdieu entlarvt hat. Menschen glauben so, dass sie eh nichts ausrichten können und die Kritik fruchtlos sei, da der Mensch so und nicht anders wäre. Dabei ist nichts so, wie es ist, sondern es könnte ganz anderes sein als es war bzw. scheint, siehe auch Foucault. Die symbolische Gewalt hat nach Andrea Maihofer folgende Auswirkungen: »Das hat vielen den produktiven Sinn von Utopien, des Denkens, dass und wie es ganz anders sein könnte,

vergessen oder jeglichen Versuch im Halse stecken lassen.« Ich gehe noch weiter, denn es gibt Utopien und Kritiken, doch die werden dann gerne einfach unter »ferner liefen« entsorgt, so dass der Feuilleton immer unter völliger Nichtbeachtung der Frauen titeln kann: »Wo bleiben die großen Denker, Geschichten, Erzählungen, Deutungen, Philosophen etc.?« – wenn sie in Tat und Wahrheit dem Chefredaktor direkt gegenübersitzen. Feministische Kritik hat es besonders schwer. Nicht nur wird von ihr immer ein alternativer Lebensentwurf verlangt, sondern sie wird gerne marginalisiert, nicht wirklich gehört, nicht ernst genommen oder lächerlich gemacht. Andrea Maihofer nennt dieses Phänomen »hegemoniale Wahrheitspolitik«. Kritik darf also nur so geäußert werden, dass sie den gesellschaftlichen Forderungen, wie diese vorzubringen ist, auch entspricht. Offenbar muss etwas mit der feministischen Kritik passiert sein, dass sie ihrer Relevanz beraubt, in ihrer Wahrheit verfälscht, sie unhörbar gemacht wurde und mit der oberflächlichen Quotendiskussion endgültig zum Verstummen gebracht wurde. Die Kritik an herrschenden Geschlechterverhältnissen erlebt immer dasselbe: Sie wird lächerlich gemacht, es wird ihr vorgeworfen, zu laut, zu schrill, zu radikal zu sein, sie gilt als unlogisch und inkonsequent, grundsätzlich wird jeder feministischen Kritik gerne die gesellschaftliche, allgemeine und intellektuelle Relevanz abgesprochen. Ist es eine Frau, die feministische Kritik übt, wird sie als irrelevant abgetan, indem die Denkerin immer wieder auf ihre Person zurückgeworfen wird und die inhaltliche Kritik an ihrem Körper festgemacht wird. Jung oder alt werden in dem Machtspiel zu entscheidenden Kriterien. Ist die Feministin jung, dann wird sie als Exotin und attraktiv abgestempelt, durch die Medien gejagt und dann entsorgt, ist sie alt, dann wird sie als klassische Männerhasserin, frustrierte Emanze und sexuell uninteressante Tante der Vergessenheit anheimgegeben, es sei denn, sie stelle sich der Diskussion mit einem jungen Mädchen, das zwar von Nichts eine Ahnung, dafür einen schönen, vorzeigbaren Körper hat. Ist die Kritikerin schön und weder zu jung noch zu alt, fragt man sie erstaunt, weshalb sie sich denn so für Frauen und die Kritik an den herrschenden Verhältnissen einsetzt, sie habe doch alles und mit ihrer Schönheit könne sie sich nun wirklich nicht über das Los der Frauen beklagen. Die Lisas in meinem Kapitel sind hier die besonders fiesen Journalistinnen, die jede feministische Autorin aus tiefsitzendem Selbsthass gerne und effizient wie kein Mann entsorgen.

4) »Mehr Frauen sind überall erwünscht – aber um welchen Preis«: Andrea Maihofer zum Abschluss: »Aus einer strukturell defensiven, marginalisierten Position heraus formuliert, ist feministische Kritik stets der Gefahr ausgesetzt, dass ihre Kritik an den patriarchalen Geschlechterverhältnis-

sen auf etwas rein Persönliches, Privates, mit negativen Affekten (wie Missgunst, Neid, Gekränktheit) Aufgeladenes reduziert und ihrer gesellschaftlichen und politischen Relevanz beraubt wird.« S. 298.

NULLNUMMERN

»Dass ausgerechnet Frauen Size Zero nachleben:« Die seit der Aufklärung konstitutive Zweiteilung »Mann Staat – Frau Natur« passt in die Überlegungen, die der Soziologe Norbert Elias über den Prozess der Zivilisation angestellt hat. Er beschäftigt sich mit dem Wandel in Affekt- und Kontrollstrukturen von Menschen und bringt die langfristigen gesamtgesellschaftlichen Wandlungen mit den individuellen Lebensweisen in Zusammenhang. Elias zeigt, dass das Ausmaß und das tatsächliche Tempo des Fortschritts in Wissenschaft und Technik seit dem 19. Jahrhundert das Tempo und das Ausmaß der vorangegangenen Jahrhunderte wesentlich übertroffen hat. »An die Stelle des Bildes vom Menschen als einer ›geschlossenen‹ Persönlichkeit (...) – tritt dann das Bild des Menschen als einer ›offenen Persönlichkeit‹, die im Verhältnis zu anderen Menschen einen höheren oder geringeren Grad von relativer Autonomie, aber niemals absolute und totale Autonomie besitzt, die in der Tat von Grund auf zeit ihres Lebens auf andere Menschen ausgerichtet und angewiesen, von anderen Menschen abhängig ist. Das Geflecht der Angewiesenheit von Menschen aufeinander, ihre Interdependenzen, sind das, was sie aneinander bindet.« (Einleitung) Auf über 700 Seiten beschreibt nun Norbert Elias den Wandel von der Sinnlichkeit hin zur Abstraktion. Früher aßen alle, von König und Königin bis zum Bauern und der Bauersfrau, mit den Händen. Fleisch war sichtbar in Form des Tieres, das gebraten auf dem Tisch stand, man bediente sich mit einem Messer, die Finger wurden fettig, kurz, es gab eine direkte Verbindung von Natur und Kultur. Das Verschwinden von Fleisch als sichtbares Tier ist nach Elias ein entscheidendes Kennzeichen im Prozess der Zivilisation. Norbert Elias beschreibt spannend jeden Bereich des menschlichen Zusammenseins, der durch die politischen und wirtschaftlichen Veränderungen mitbetroffen war, ja sich eigentlich mit diesen entwickelte. Das Verschwinden der Körperlichkeit des Weiblichen fällt mit dem Verschwinden der sichtbaren und direkt erfahrbaren »Natur« in hochzivilisierten Gesellschaften zusammen. Es wäre spannend analog zu Norbert Elias' Prozess der Zivilisation die »soziogenetischen und psychogenetischen Untersuchungen« der Entkörperlichungstendenzen zunächst bei Frauen und mittlerweile auch bei den Männern nachzuzeichnen. Norbert

Elias plädiert zum Schluss seiner umfassenden Studie dafür, dass Politik, Wirtschaft und Kultur dahingehend arbeiten sollten, dass der Mensch in einem »Gleichgewicht oder gar in einem Einklang zwischen seinen gesellschaftlichen Aufgaben, zwischen den gesamten Anforderungen seiner sozialen Existenz auf der einen Seite und seinen persönlichen Neigungen und Bedürfnisse auf der anderen« leben dürfen sollte.

MEIN KÖRPER – MEINE RELIGION

»Gesundheitsreligionen«: Menschen sind soziale Wesen. Sie sind auf das gegenseitige Wahrnehmen und Anerkennung angewiesen. In anonymisierten Massengesellschaften, die immer weniger öffentliche Plätze und Räume der Allgemeinheit bieten, in welchen alle gemeinschaftlichen Bereiche privatisiert werden (in den USA gibt es kein öffentliches Schwimmbad mehr), nehmen die persönlichen Verfeinerungstechniken sowie der Markt für Singles, Fitness, Sex, Bildung etc. zu. Der Verlust einer gemeinschaftlichen Welt führt vor allem bei Frauen zu ausgeklügelten, kostspieligen- und zeitaufwändigen Gefallstrategien. In ihrer schon fast psychopathologischen Suche nach Wahrnehmung und Anerkennung als Frau gehen Frauen unendlich weit. Sie machen sich dadurch auch zu Mittäterinnen in einem durch und durch frauenfeindlichen System. Sie strippen, lapdancen und begleiten ihre Freunde, Kollegen oder Ehemänner in einschlägige Clubs, gröhlen lauter als alle anwesenden Jungs und schleppen mit Vorliebe auch Freundinnen mit. In der amerikanischen Look-at-me-Culture ist den Frauen offenbar jedes Mittel recht, ihre Sexualität und damit sich selber anzubieten: Dazu gehören mehr und mehr der Kindermösen-Look inklusive operierter Scham.

TRAGEN MEINE HITZEWALLUNGEN ZUR KLIMAERWÄRMUNG BEI?

Die Hitzewallungen stehen in der Tradition der Zurechtschneidung des weiblichen Körpers, selbst wenn sie als medizinische Phänomene erscheinen. In ein paar Jahrzehnten könnten aber auch die rasierte Scham, der gebleachte Anus, die verkleinerten Schamlippen als »natürlich« und »gesund« gelten. All diese Erscheinungen sind nicht einfach natürlich, chic, hip, Mode, bequem, geil, lockeres Schönheitshandeln, sondern sie sind die am eigenen Körper vollzogene herrschende politische Philosophie. Die Intimoperationen beispielsweise werden Teil dessen, was Frauen in einer entmenschlichten Warengegenwart unhinterfragt kopieren, nur um zu gefallen. Diese Strategien werden nun als freigewählt, sinnvoll, erotisch, praktisch etc. gepriesen – was wahrscheinlich auch das körperliche Befinden von Frauen stark beeinflusst. Es wird nicht reflektiert, dass die glatte Zurechtschneidung intimer Regionen dem Harmonisierungs- und Normengebot von Waren in einer globalisierten, anatomisierten und sterilen Welt entspricht und direkt auf den Körper, damit auch auf das Gesundheits- oder Krankheitsempfinden zurückfällt. Die Diskussion um die Menopause und die Intimchirurgie zeigt, wie die Vielfalt weiblicher Erscheinungsformen medizinalisiert und aus der Lebenserfahrung herausdiskutiert und damit zu rein materiellen Phänomenen reduziert wird.

FRAUEN VON DER STANGE

1) »Entzauberung – Wiederverzauberung«: Hartmut Böhme analysiert in seinem »Fetischismus und Kultur« die Bindungskräfte der Moderne. Er geht dem »System der Dinge« (Jean Baudrillard) nach und stellt mit Nietzsche fest: »Es gibt mehr Götzen als Realitäten in der Welt.« Böhme hält klar fest, dass die modernen Gesellschaften auf die Bindekräfte, welche im Fetisch- und Idolkult stecken, angewiesen sind: »Würde man mit einem Schlag alle fetischistischen und idolatrischen Formen in den modernen Gesellschaften abschaffen – wie es Kritiker à la Nietzsche, Marx oder Freud erhofften –, so würde nicht das Reich der Freiheit anbrechen, sondern die Gesellschaften zusammenbrechen.« (S.21)
2) »Wirkliche Weiblichkeit verschwindet hinter der inszenierten Weiblichkeit«: Hier möchte ich Hartmut Böhmes Überlegungen zur widersprüchlichen Moderne im Wortlaut zitieren, weil er die Schwierigkeit benennt, dass wir als Frauen ständig von Idealbildern dominiert werden, während die echten Frauen hinter diesen Masken verschwinden. Die formelle Gleichstellung der Frauen reicht nie aus, aus Frauen wahrnehmungsstarke Subjekte zu machen: »Während Modernisierungsprozesse die formale Integration der Gesellschaft zu leisten vermögen, bieten sie keine gehaltvollen Identifikationen, welche die Moderne in attraktiver Evidenz erfahren lassen. (...) Lebensweltliche Praktiken werden aus kulturellen Traditionen geschöpft, die aus der Vormoderne stammen und willkürlich in die Lebensökonomie eingebaut werden, unter modernen Vorzeichen. Dadurch entsteht das oft beobachtete Switchen zwischen heterogenen oder gar unvereinbaren Handlungs- und Orientierungsmustern: funktionale Arbeitseffizienz unter der Woche, kollektive Ekstasen auf Techno-Veran-

staltungen am Wochenende; rationale Zukunftssicherung hier und Suche nach Risiko-Thrill dort; ökonomischer Kalkül hier und esoterische Anleihen an fremden Kulturen oder weit zurückliegenden Vergangenheiten dort; Partizipation an demokratischen Prozessen und zugleich quasireligiöses Aufgehen in ›Gemeinschaftskörpern‹. Vernunft macht zu wenig Vergnügen, als dass unsere Vergnügungen nicht unvernünftig wären. Es handelt sich hierbei weder um individuelle Pathologien noch um subkulturelle Ungleichzeitigkeiten, sondern um multiple Widersprüche – auf nahezu allen Ebenen des Sozialprozesses. Der massenmediale Star-Kult zieht ins Parlament, die Gnosis ins Internet ein; der kapitalistische Warentausch als vorerst letzte Organisationsform des Güterverkehrs funktioniert nur durch fabelhafte Anleihen an mythische und fetischistische Survivals der Vorzeit; der Sport arbeitet in Formen magischer Partizipation; Festivals imitieren die vergangene Kraft von Mysterien: Riten, Katharsis, erhabener Schauer; das gesellschaftlich Imaginäre wird etwa im Film von den Monstrositäten aller Zeiten bevölkert; die Medien steigern ihre technische Raffinesse aufs äußerste und mit ihr die inszenierten Archaismen; ›Gott ist tot‹ bildet nicht den Übergang zu einer säkularen Gesellschaft, sondern zum Erwachen von Abertausenden neuer Götter; das ›Verschwinden der Dinge‹ im Müll verschwistert sich mit einem Kult des rituellen Aufbewahrens; die Dekonstruktion von sex und gender führt zur Kreation sexueller Hybriden.» S. (22-23). Wenn Böhme meint: »Demokratie bedarf der Kulte, diese aber bedürfen nicht der Demokratie« (S.23), meine ich, dass auch die Weiblichkeit der Kulte bedarf, doch diese je länger desto mehr ohne Frauen inszeniert werden.

KAMASUTRA RELOADED

Zur Sexualität und den Prozess der Zivilisation: »Oversexed and underfucked« bringt es auf den Punkt. Die öffentliche Zurschaustellung der Sexualität hat nicht nur zu einer freien Form von Erotik, sondern ebenso zu einer Verbreitung von Tabus und Heimlichkeiten geführt. Die Bloggerin Kafi Freitag meinte in einer Diskussionsrunde, dass es heutzutage durchaus üblich sei über die abstrusesten Sexualpraktiken am Esstisch zu berichten, aber gleichzeitig die Tatsache, dass Sex in den meisten Ehen nicht mehr stattfindet, ein großes Tabu sei. Wer meint, in der Sexualität gäbe es keine Normen, irrt. Die Moderne hat mit der Orgasmus-, Leistungs- und Outputorientierung der Sexualität ein stärkeres Normenkorsett errichtet als es für einen Großteil der Menschen auch aus der Geschichte bekannt ist. Norbert

Elias beschreibt das so: »Wenn im Zuge des Zivilisationsprozesses der Sexualtrieb, wie viele andere Triebe, einer immer strengeren Regelung und Umformung unterworfen wird, stellt sich das Problem anders. Der Zwang, der den Erwachsenen jetzt zur Intimisierung aller und ganz besonders der sexuellen Triebäußerungen auferlegt ist, ferner ›der Bann des Schweigens‹, die soziogenen Beschränkungen des Sprechens, die Belastung der meisten Worte, die auf das Triebleben Bezug haben, Symbol der seelischen Belastung, das alles baut eine relativ sehr dichte Mauer der Heimlichkeit um den Heranwachsenden. (...) Sie haben oft nicht den Ton und nicht die Worte.« Norbert Elias, Prozess der Zivilisation, S. 249.

DIE VERMESSENE VAGINA

Die wachsende Popularisierung pornografischer Ästhetik ist ein irreversibler Prozess. Hartmut Böhme reflektiert die Fetischismen, welche den modernen Menschen vor große Herausforderungen stellen: »Es besteht eine tiefe Gleichgültigkeit der ›Apparate‹ der Nahrungsmittel-, Mode- und Filmindustrie gegenüber den Konsumenten, deren sie sich bedienen. Es bedarf trainierter kultureller Kompetenzen, um die Kollisionen zwischen dem Glamour des Essens, der Kleidung und der Bilder einerseits und den disziplinären Anforderungen der Leistungsgesellschaft andererseits ohne Schaden zu bewältigen. Gefordert ist insbesondere ein reflexives Verhältnis zu den fetischisierten Mechanismen: Man muss sich ihnen überlassen, um die extraordinäre Festlichkeit der Mode, der Bilder und des Essens genießen zu können; und man muss sich zugleich distanzieren können, um in ihnen nicht unterzugehen.« Böhme, S. 480. Doch den Untergang abzuwenden, fällt Frauen in Bezug auf Sex, Porno und eigener Körper ziemlich schwer, wenn wir betrachten, was uns allen im Kopf und zwischen den Schenkeln passiert.

POLITIK IM DEKOLLETÉ UND TITTEN AUS ZEMENT

1) Die Privatisierung jedes öffentlichen Zusammenhangs hängt mit der fehlenden Unterscheidungs- und Urteilskraft der Mediendemokratie zusammen. Der Charakter eines Politikers wird stärker gewichtet als seine tatsächlichen Handlungen. Das Image ist entscheidender als die Politik. Diese Reduktion von Komplexität zeigt sich in der Brüderle-Geschichte deutlich.

Die Umfragedemokratie entleert die Politik ihres Inhalts. Dieser grundlegende philosophische Wandel wird von den herkömmlichen medien- und politikwissenschaftlichen Theorien zur Mediendemokratie nicht erfasst.

2) Ich rede im Zusammenhang mit der Verkennung des Unterschieds von Relevanz und Irrelevanz von einer eigentlichen Blindspirale. Die renommierte deutsche Politikwissenschaftlerin Elisabeth Noelle-Neumann entwickelte vor Jahrzehnten die stimmige und beeindruckend klare Theorie der Schweigespirale. Die Schweigespirale setzt die vielfältige, kritische und auswählende Wahrnehmung der Menschen außer Kraft. Sie tut dies, indem alle Mediengefäße zwar viele Informationen liefern, aber grundsätzlich immer das Gleiche vermitteln. Solche Mechanismen führen gemäß der Politologin Noelle-Neumann dazu, dass die Menschen gar nicht mehr imstande sind, andere Versionen der Informationswirklichkeit aufzunehmen. Dies passiert selbst dann, wenn die Bürger und Bürgerinnen genau wissen, dass sie manipuliert werden. Die Blindspirale funktioniert ähnlich: Die Bilder-Monotonie in punkto Frauen, Männer, Welt, Wirtschaft, Gesundheit etc. schaut nur in eine Richtung. Die Blindspirale behindert die vielfältige, kritische und auswählende Wahrnehmung der Menschen. Es gibt unzählige Bild-Botschaften, die sich nicht unterscheiden, siehe Stämpfli S. 170ff.

LITERATUR

Theodor W. Adorno, Minima Moralia. Reflexionen aus dem beschädigten Leben, Frankfurt a. Main 1951.

Götz Aly, Warum die Deutschen? Warum die Juden? Gleichheit, Neid und rassenhass 1800-1933, Frankfurt a. Main 2011.

Hannah Arendt, Elemente und Ursprünge totaler Herrschaft (in New York Erstauflage 1951), München 1986.

Hannah Arendt, Vita activa oder Vom tätigen Leben, München und Zürich 2006 (Erste Auflage deutschsprachig 1967, englisch: The Human Condition, Chicago 1958).

Hannah Arendt, Eichmann in Jerusalem. Ein Bericht von der Banalität des Bösen, München 1986.

Hannah Arendt, Über das Böse. Eine Vorlesung zu Fragen der Ethik, München 2006.

Laure Adler, Dans les pas de Hannah Arendt, Edition Gallimard 2005.

Alain Badiou, Eloge de l'amour, Paris 2011.

Jean Baudrillard, Der symbolische Tausch und der Tod, Berlin 2005.

Jean Baudrillard, Lasst euch nicht verführen!, Berlin 1983.

Joachim Bauer, Das Gedächtnis des Körpers – Wie Beziehungen und Lebensstile unsere Gene steuern, München 2004.

Zygmunt Bauman: »Leben als Konsum«, Hamburg 2009.

Benjamin R. Barber, Consumed. How Markets corrupt Children, infantilize Adults, and swallow Citizens whole, N.Y. und London 2007.

Simone de Beauvoir, Das andere Geschlecht. Sitte und Sexus der Frau, Berlin 2000.

Hans Belting, Bild-Anthropologie. Entwürfe für eine Bildwissenschaft, München 2001.

Hartmut Böhme, Fetischismus und Kultur. Eine andere Theorie der Moderne, Reinbek bei Hamburg 2006.

Pierre Bourdieu, Zur Soziologie der symbolischen Formen, Frankfurt a. Main 1983.

Pierre Bourdieu, Die feinen Unterschiede. Kritik der gesellschaftlichen Urteilskraft, Frankfurt a. Main 1987.

Christina von Braun, Der Preis des Geldes. Eine Kulturgeschichte, Berlin 2012.

Christina von Braun, Nicht-Ich. Logik, Lüge, Libido, Frankfurt a. Main 1985.

Judith Butler, Das Unbehagen der Geschlechter, Frankfurt a. Main 1991.

Phyllis Chesler, Woman's Inhumanity to Woman, Chicago 2009.
Antonio Damasio, Descartes' Error, London 2006.
Richard Dawkins, Das egoistische Gen, Oxford 1976.
Guy Deutscher, The Unfolding of Language. The Evolution of Mankind's Greatest Invention, London 2005.
Andreas Dörner, Politainment. Politik in der medialen Erlebnisgesellschaft, Frankfurt a. Main 2001.
Fjodor M. Dostojewski, Die Brüder Karamasow (1906), 7. Auflage, München 2002.
Barbara Duden, Der Frauenleib als öffentlicher Ort. Vom Missbrauch der Begriffsleben, Zürich 1991.
Fernanda Eberstadt, Liebeswut. Roman, Hamburg 2005.
Norbert Elias, Über den Prozess der Zivilisation. Soziogenetische und psychogenetische Untersuchungen. Erster Band: Wandlungen des Verhaltens in den weltlichen Oberschichten des Abendlandes, Zweiter Band: Wandlungen der Gesellschaft. Entwurf zu einer Theorie der Zivilisation, Frankfurt a. Main 1976.
Nancy Etcoff, Survival of the Prettiest. The Science of Beauty, N.Y. 1999.
Ernst Peter Fischer, Aristoteles, Einstein & Co. Eine kleine Geschichte der Wissenschaft in Porträts, München 1995.
Michel Foucault, Überwachen und Strafen, Frankfurt a. Main 1976.
Michel Foucault, Die Ordnung der Dinge. Eine Archäologie der Humanwissenschaften, Frankfurt a. Main 1971.
Susanne Gaschke, Die Emanzipationsfalle. Erfolgreich, einsam, kinderlos, München 2005.
Johann Wolfgang von Goethe, Faust. Eine Tragödie, Paderborn 1974.
Karl Grammer, Signale der Liebe. Die biologischen Gesetze der Partnerschaft, Hamburg 1993.
Byu- Chul Han, Agonie des Eros, Berlin 2012.
Catherine Hakim, Erotisches Kapital. Das Geheimnis erfolgreicher Menschen, Frankfurt a. Main 2011.
Ulrike Helmer, Muschiland. Exkursionen in eine kulturelle Intimzone, Berlin 2012.
Gertrud Höhler, Die Patin. Wie Angela Merkel Deutschland umbaut, Zürich 2012.
Max Horkheimer und Theodor Adorno, Dialektik der Aufklärung, Frankfurt a. Main 1969.
Aldous Huxley, Brave New World, London 2004.
Maria Hvistendahl, Unnatural Selection. Choosing Boys over Girls, and the Consequences of a World full of Men, Washington 2011.
Eva Illouz, Warum Liebe weh tut. Eine soziologische Erklärung, Berlin 2011.
Luce Irigaray, Speculum. Spiegel eines anderen Geschlechts, Frankfurt a. Main 1980.

Immanuel Kant, Kritik der reinen Vernunft, Stuttgart 2003.
Franz Kafka, Das Urteil und andere Erzählungen, Frankfurt a. Main 2006.
Erich Kästner, Fabian. Die Geschichte eines Moralisten, München 1989.
Regine Kollek, Präimplantationsdiagnostik, Embryonenselektion, weibliche Autonomie und Recht, Tübingen 2000.
Choderlos de Laclos, Les liasons dangereuses, Paris 1782.
Jacques Lacan, Zusammenfassende Wiedergaben der Seminare, hg. von Jean Bertrand Pontalis, Wien 1999.
Jürgen Leinemann, Höhenrausch. Die wirklichkeitsleere Welt der Politiker, München 2004.
Ariel Levy, Female Chauvinist Pigs. Women and the Rise of Raunch Culture, London 2005.
Marshall McLuhan, Die Gutenberg-Galaxis. Das Ende des Buchzeitalters, Bonn 1995.
Marshall McLuhan, Quentin Fiore, The Medium is the Message, New York 1967.
Manfred Lütz: Irre! Wir behandeln die Falschen. Unser Problem sind die Normalen, Gütersloh 2009.
Andrea Maihofer »Virginia Woolf – Zur Prekarität feministischer Kritik«, in: B.Hünersdorf, J. Hartmann (Hg.), Was ist und wozu betreiben wir Kritik in der Sozialen Arbeit?, Wiesbaden 2013, S. 281- 301.
Carola Meier-Seethaler, Ursprünge und Befreiungen. Eine dissidente Kulturtheorie, Stuttgart 2011.
Thomas Meyer (in Zusammenarbeit mit Martina Kampmann), Politik als Theater. Die neue Macht der Darstellungskunst, Berlin 1998.
Margarete Mitscherlich, Die friedfertige Frau, Frankfurt a. Main 1985.
Susan Neiman, Das Böse denken. Eine andere Geschichte der Philosophie, Frankfurt a. Main 2004.
Anaïs Nin, Das Delta der Venus, Frankfurt a. Main 2010.
Julia Onken, Feuerzeichenfrau, München 2000.
Julia Onken, Rabentöchter. Warum ich meine Mutter trotzdem liebe, München 2011.
Laurie Penny, Fleischmarkt. Weibliche Körper im Kapitalismus, Hamburg 2012.
Annemarie Pieper, Corpus Delicti. Der Körper im Spannungsfeld von Philosophie und Medizin, in: Peter Stulz, Dominic Kaegi, Enno Rudolph (Hg.), Philosophie und Medizin, Zürich 2006, S. 161-175.
Steve Pinker, Eine neue Geschichte der Menschheit, Frankfurt a. Main 2011.
Luise Pusch, Das Deutsche als Männersprache, Frankfurt a. Main 1984.
Hanna Rosin, Das Ende der Männer und der Aufstieg der Frauen, Berlin 2012.
Hartmut Rosa, Beschleunigung. Die Veränderung der Zeitstrukturen der Moderne, Frankfurt a. Main 2005.
Gerhard Roth (Hg.), Schuld und Strafe, München 2012.

J. K. Rowling, Harry Potter and the Order of the Phoenix, London 2003.
J. K. Rowling, Harry Potter and the Deathly Hallows, London 2007.
Lisa Schmuckli, Begehren nach Bildern. Freuds Bildkonzept – Spuren der pikturalen Wende, Wien 2006.
Lisa Schmuckli, Hautnah: Körperbilder – Körpergeschichten. Philosophische Zugänge zur Metamorphose des Körpers, Königstein/Taunus 2001.
Alice Schwarzer, Die Antwort, Köln 2007.
Philipp Sarasin, Reizbare Maschinen. Eine Geschichte des Körpers 1765-1914, Frankfurt a. Main 2001.
Tomáš Sedláček, Die Ökonomie von Gut und Böse, München 2009.
Amartya Sen, Identity and Violence: The Illusion of Destiny, London 2006.
Richard Sennett, Verfall und Ende des öffentlichen Lebens. Die Tyrannei der Intimität, Frankfurt a. Main, 13. Auflage, 2002.
Peter Sloterdijk, Kritik der zynischen Vernunft, Frankfurt a. Main 1983.
Peter Sloterdijk, Zorn und Zeit. Politisch-psychologischer Versuch, Frankfurt a. Main 2006.
Peter Sloterdijk, Zeilen und Tage. Notizen 2008-2011, Berlin 2012.
Regula Stämpfli, Vom Stummbürger zum Stimmbürger. Das Abc der Schweizer Politik, Zürich 2003.
Regula Stämpfli, Die Macht des richtigen Friseurs. Über Bilder, Medien und Frauen, Brüssel, 2. Auflage, 2008.
Josef Riegger und Regula Stämpfli, Frauen ohne Maske. Über Frauen und ihre Berufe, Bern 2009.
Regula Stämpfli, 2011. Schweizer Politik, weiss auf schwarz. Studie »Schweizer Frauen in der Politik«, Bern 2011.
Oscar Wilde, Das Bildnis des Dorian Grey, München 2007.
Elisabeth Young-Bruehl, Hannah Arendt. Leben, Werk und Zeit, Frankfurt a. Main 2000.
Natasha Walter, Living Dolls. Warum junge Frauen heute lieber schön als schlau sein wollen, Frankfurt a. Main 2012.
Paul Watzlawick, Anleitung zum Unglücklichsein, München/Zürich 2007.
Max Weber, Die protestantische Ethik und der ›Geist‹ des Kapitalismus, in: Max Weber, Die protestantische Ethik I. Gesammelte Aufsätze, München/Hamburg 1969.
Wilhelm Weischedel, Die philosophische Hintertreppe. Die großen Philosophen in Alltag und Denken, München 1998.
Christa Wolf, Kassandra. Eine Erzählung, Darmstadt und Neuwied 1985.
Naomi Wolf, Vagina. Eine Geschichte der Weiblichkeit, Hamburg 2012.
Robert Zimmer, Das Philosophenportal. Ein Schlüssel zu klassischen Werken, München 2004.

DANK

an Thomas Schmitz, der das Wagnis eingegangen ist, mit mir ein Buch zu machen, und der mich im Spagat zwischen Populärwissenschaft und akademischen Weihen nie allein gelassen hat

an Christel Gehrmann, die meinen Text sorgfältig redigiert und meine Sprachschöpfungen mit einem Lächeln weitgehend belassen hat und mich immer wieder ermunterte, weiterzuschreiben

an meine Familie, die auf viel gemeinsame Zeit verzichtete und mich mit Liebe und Gesprächen aus den Abgründen der widersprüchlichen Moderne immer wieder hervorgeholt hat

an meine Facebook-Community, die mit Posts, Kommentaren und Hinweisen dieses Buch erheblich bereichert hat

an all die Denkerinnen vor und nach mir, die das Wagnis der Öffentlichkeit als Frauen und Menschen einzugehen wagen

an Julia Onken, an Maya Onken und Elfriede Denk, die mich in mein neues Leben begleiteten und wunderbare Frauen sind

an Georg Boscher für unsere stundenlangen, anregenden Gespräche während der Autofahrten nach Salzburg

an Andreas K. Heyne, der mein Bärndüütsch ins Hochdeutsche übersetzt hat

an Bernhard Geiser, der mich mit seinen mürrisch-ironisch-politischen Kommentaren an meine Heimat erinnert an Patrik Etschmayer, der mir Resonanz gibt, obwohl er meine Meinung nicht teilt

an Manuel Born, mit dem ich spielen, denken, reden, trinken und rauchen kann

an alle Frauen, die 2011 bis 2012 mit mir den Coaching-Kurs am Frauenseminar Bodensee versuchten

an meine Mama, die immer für mich da ist und mich viel über die Stärke wie Zerbrechlichkeit des Lebens lehrt und

an Michael Gebendorfer für unseren Mut und unser gemeinsames Leben, Lieben und Denken – das Buch ist ihm gewidmet, ohne ihn hätte ich es nie geschafft.